チャクラに対応するフラワーエッセンスの植物ガイド

チャクラは身体の中心線上に位置するエネルギーの中枢で、心と肉体をつなぐ機能を持っています。フラワーエッセンスはエネルギーの「メディスン（薬）」として、さまざまな形でそれぞれのチャクラに作用します。

チャクラとフラワーエッセンスの関係は有機的なもので、同じ色の共振を通してわかりやすく対応することもあり、また植物の形態などのように色とは別の要素が鍵になっていることもあります。

ここでは特に、チャクラとの対応がわかりやすいエッセンスを紹介しています。

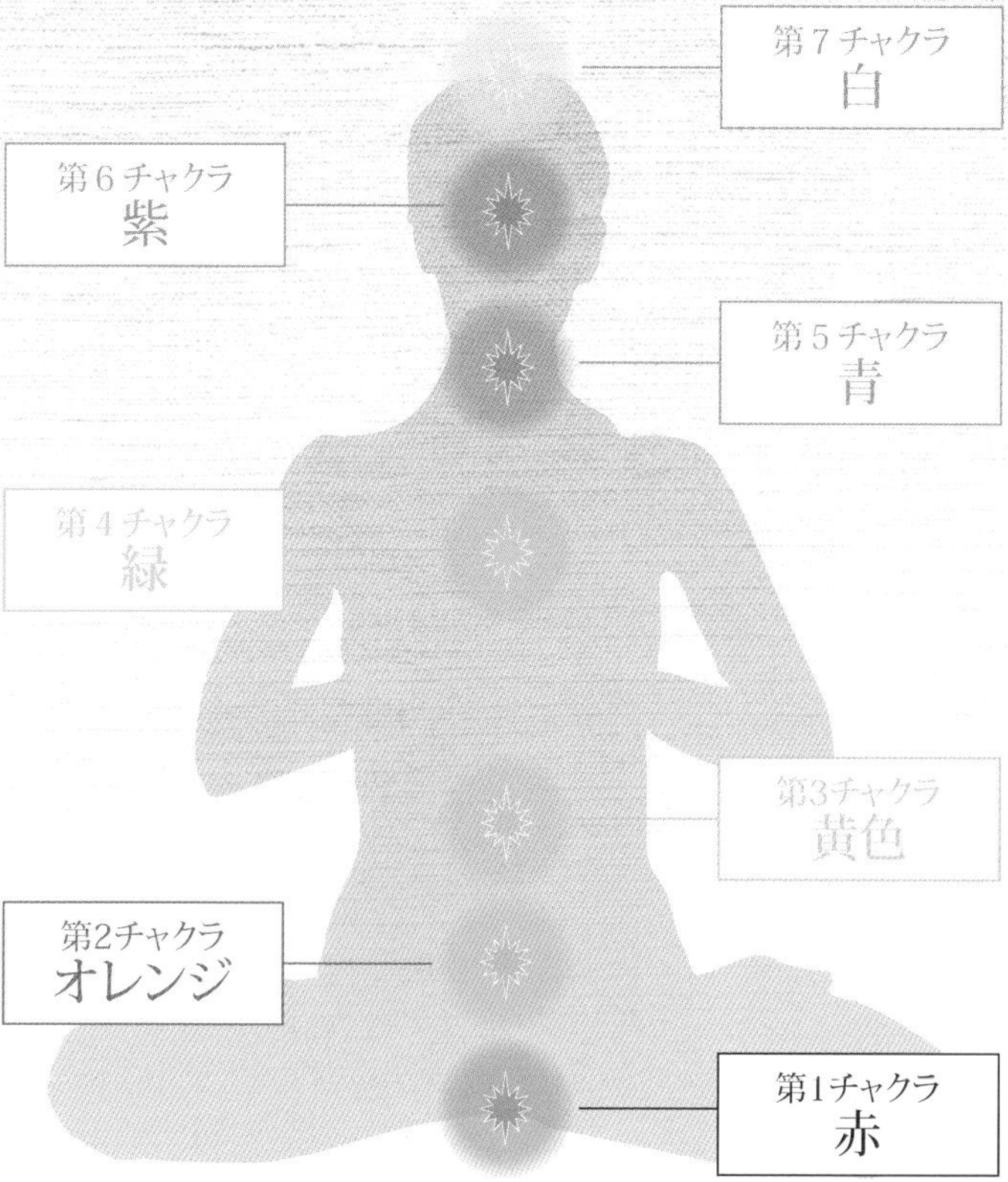

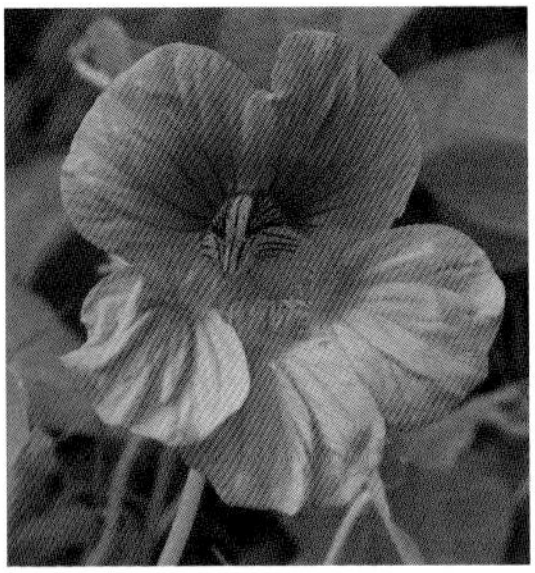

ナスターシアム
学名：*Tropaeolum majus*

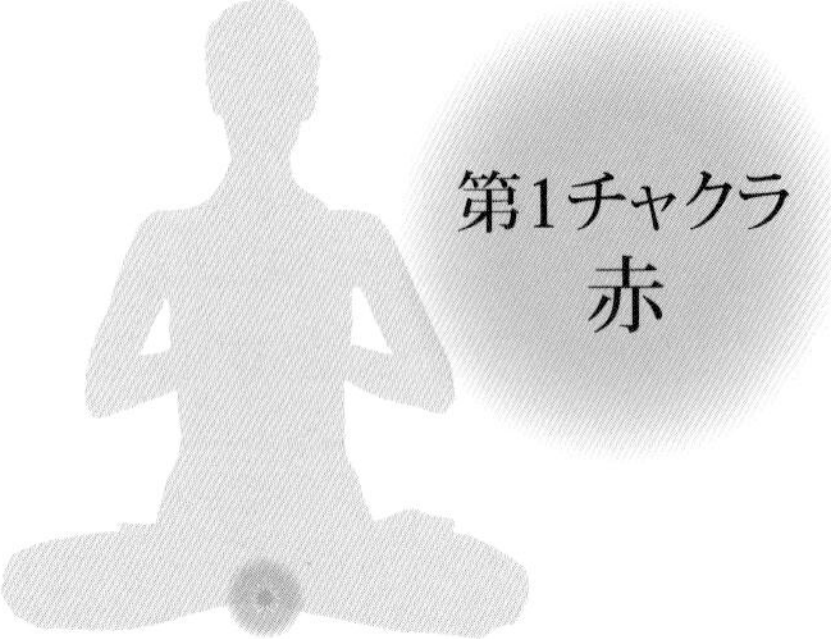

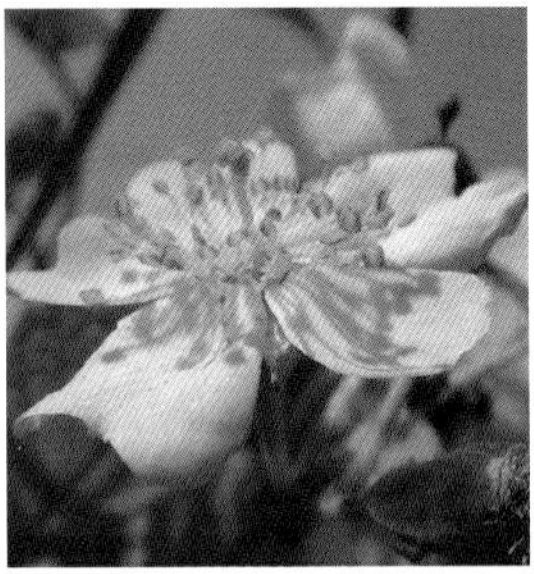

ノイバラ
学名：*Rosa multiflora*

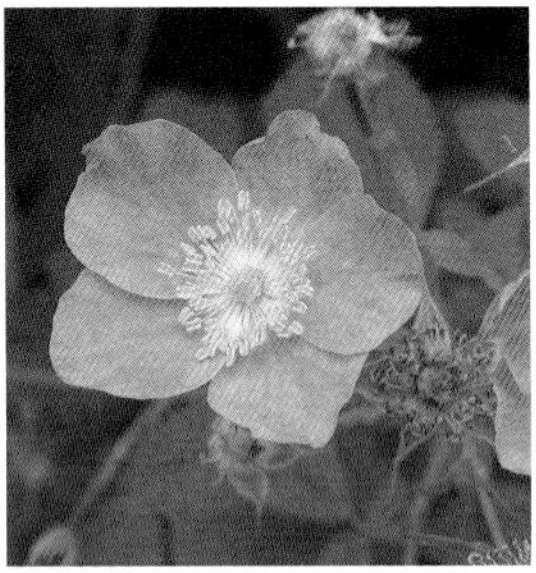

カリフォルニア・ワイルドローズ
学名：*Rosa californica*
撮影：Curtis Clark ©2006/CC BY-SA 2.5

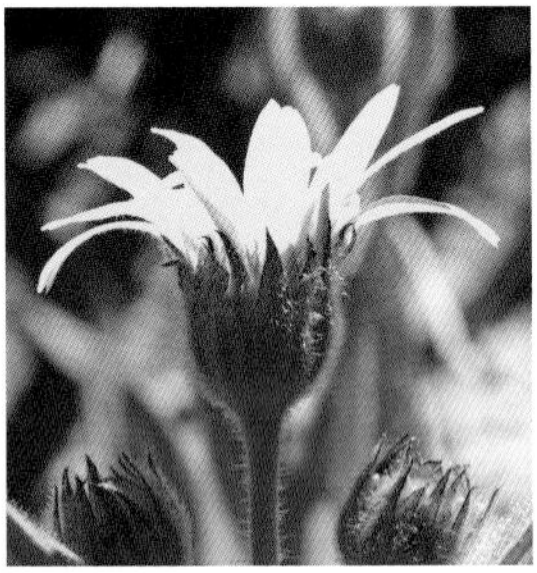

アルニカ
学名：*Arnica Mollis*
撮影：Andrey Zharkikh ©2015/CC BY 2.0

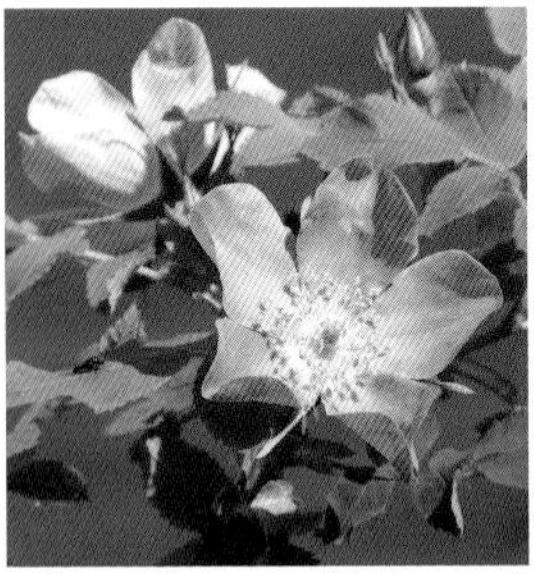

プリックリー・ワイルドローズ
学名：*Rosa acicularis*

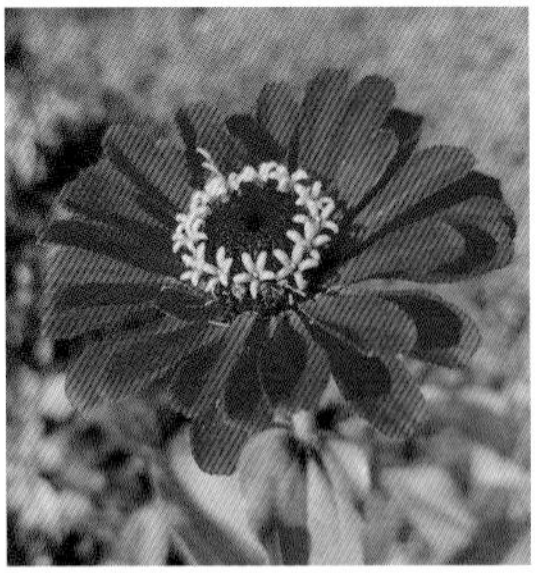

ジニア
学名：*Zinnia elegans*

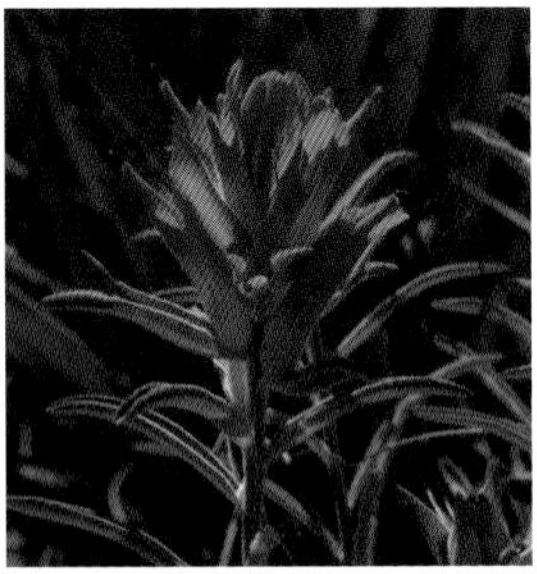

インディアンペイントブラッシュ
学名:*Castilleja miniata*

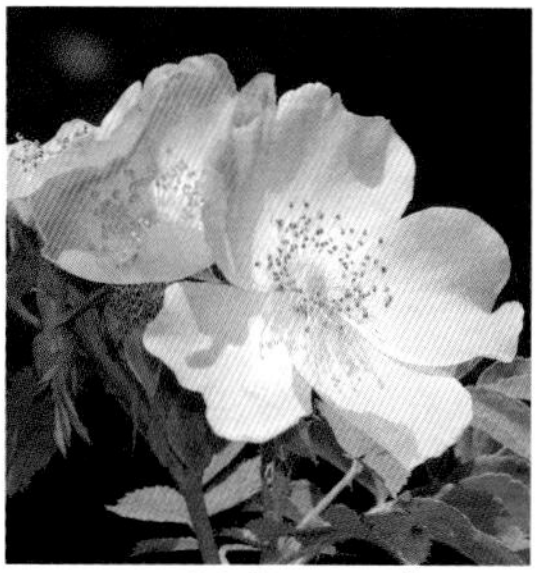
ワイルドローズ
学名：*Rosa canina*

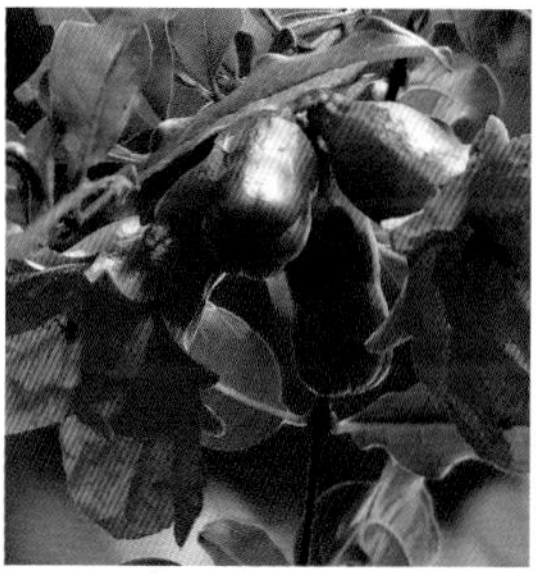
ポムグラネイト
学名：*Punica granatum*

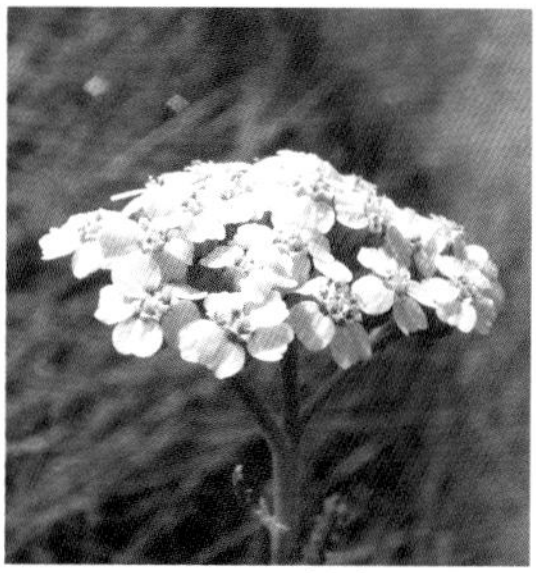
ヤロウ(白)
学名：*Achilea millefolium*

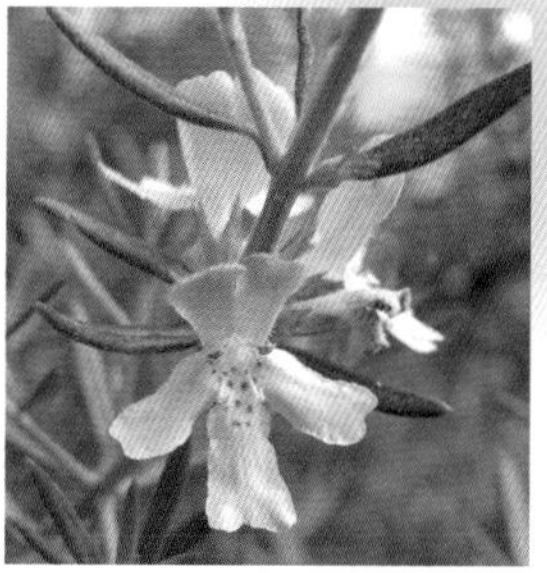
ローズマリー
学名：*Salvia rosmarinus*

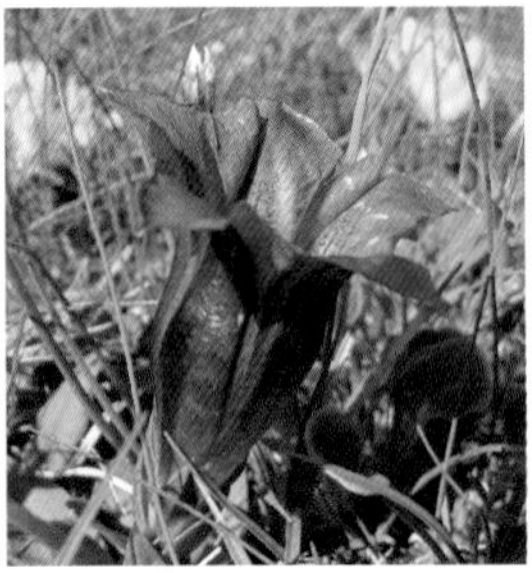

ジェンティアン

学名：*Gentiana amarella*

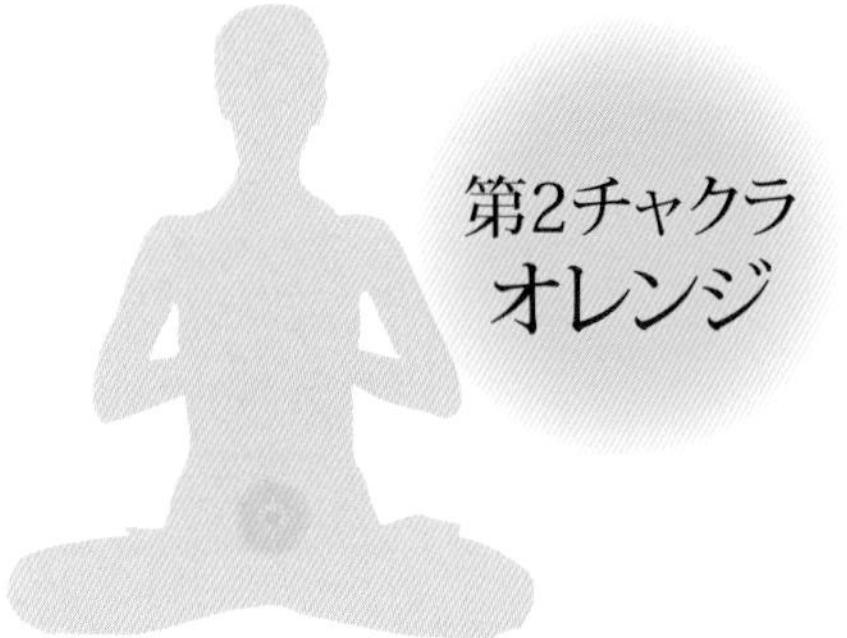

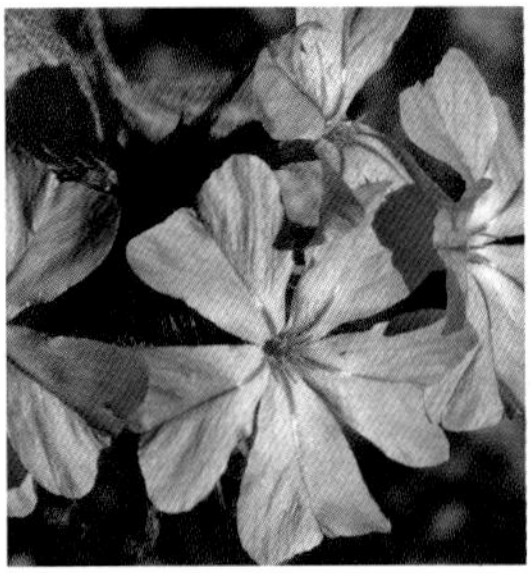

セラト

学名：*Ceratostigma willmottianum*

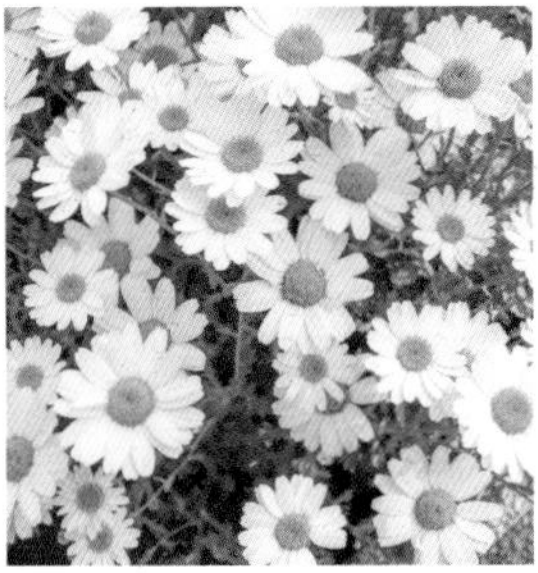

キャモミール

学名：*Matricaria recutita*

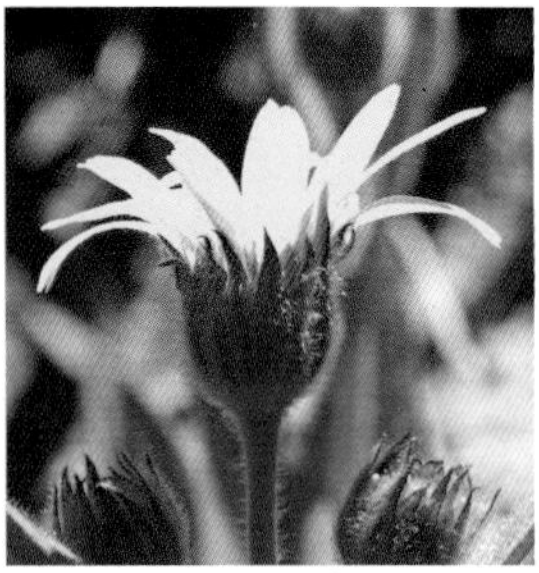

アルニカ

学名：*Arnica Mollis*

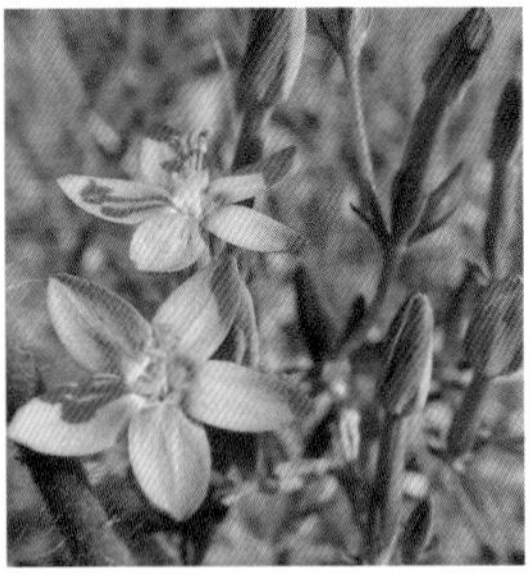

セントーリ

学名：*Centaurium erythraea*

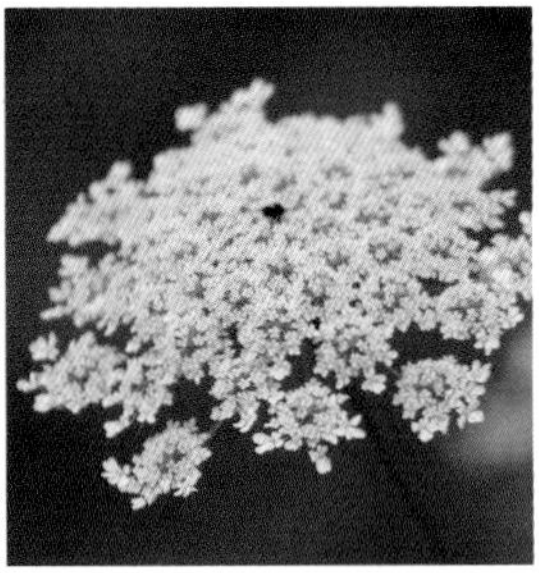

クイーンアンズレース

学名：*Daucus carota*

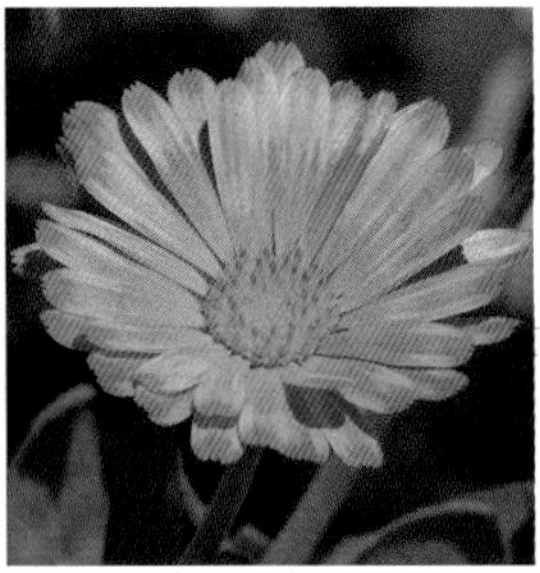

カレンデュラ

学名：*Calendula officinalis*

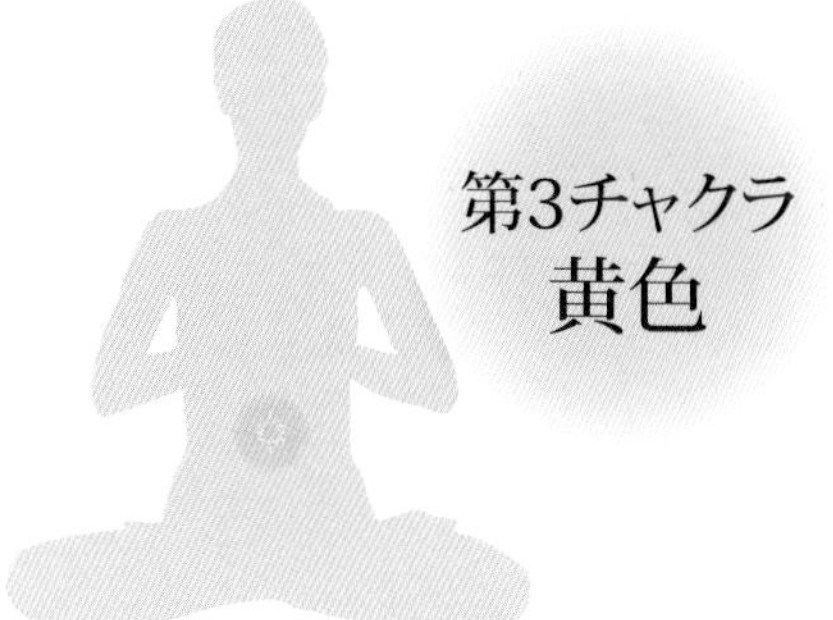

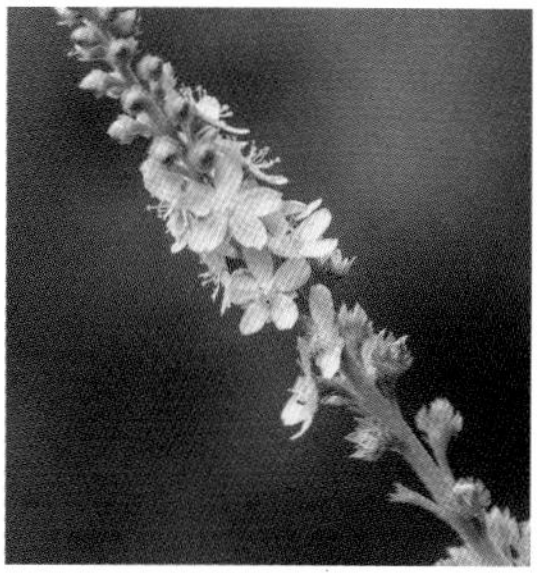

アグリモニー

学名：*Agrimonia eupatoria*

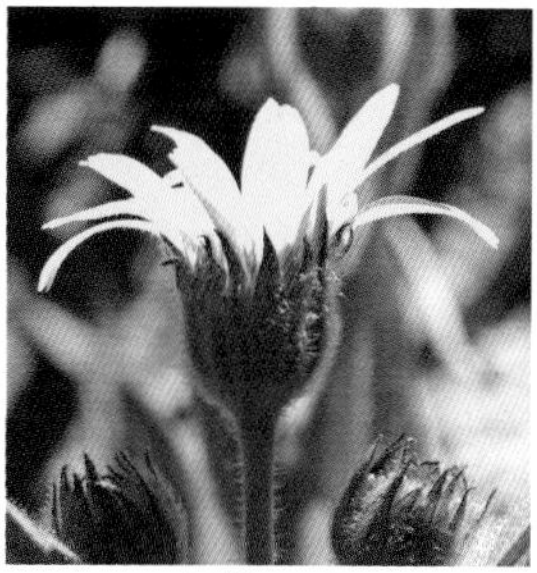

アルニカ

学名：*Arnica Mollis*

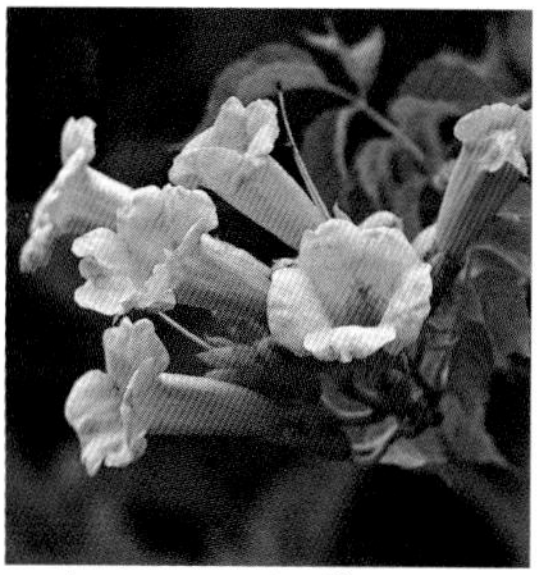

トランペットヴァイン

学名：*Campsi x tagliabuana*

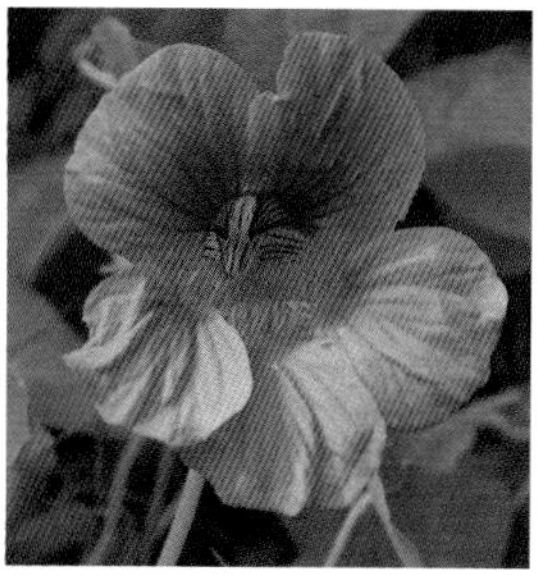

ナスターシアム

学名：*Tropaeolum majus*

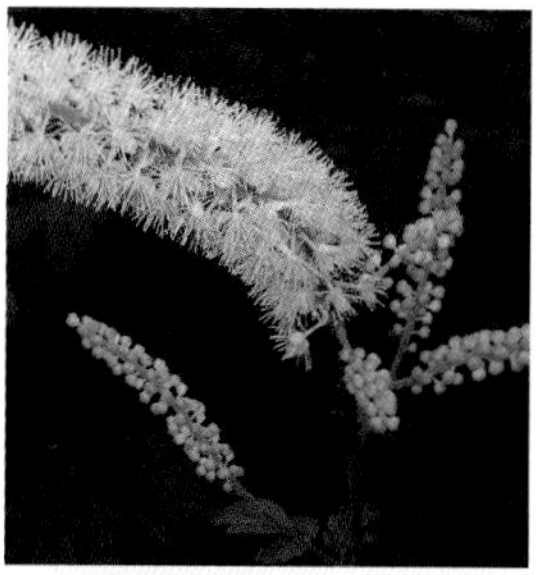

ブラックコホーシュ

学名：*Actaea racemosa*

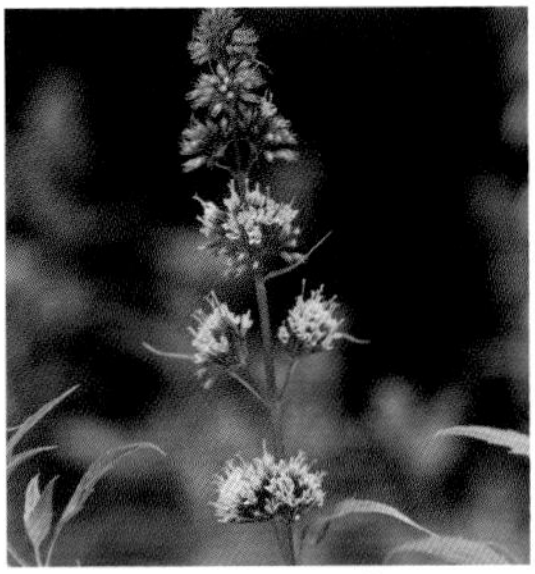

ペパーミント

学名：*Mentha × piperita*

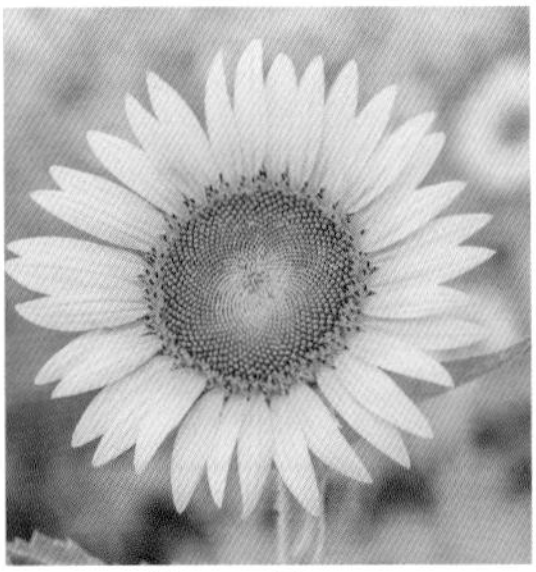

サンフラワー

学名：*Helianthus annuus*

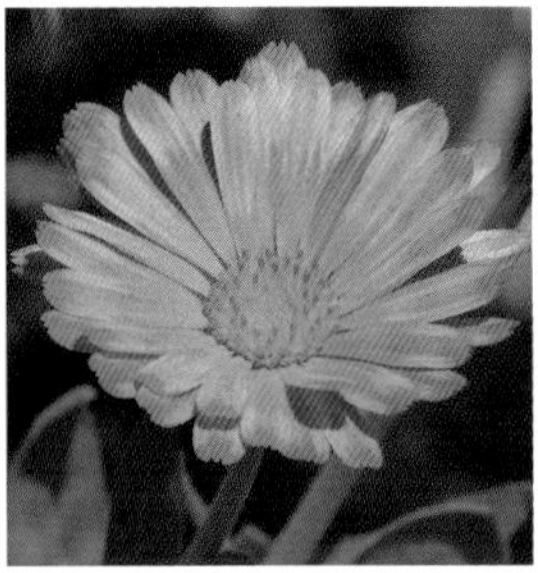

カレンデュラ

学名：*Calendula officinalis*

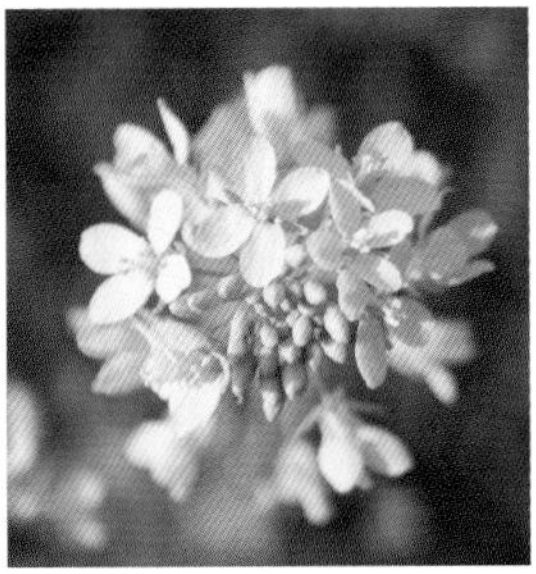

マスタード

学名：*Sinapis arvensis*

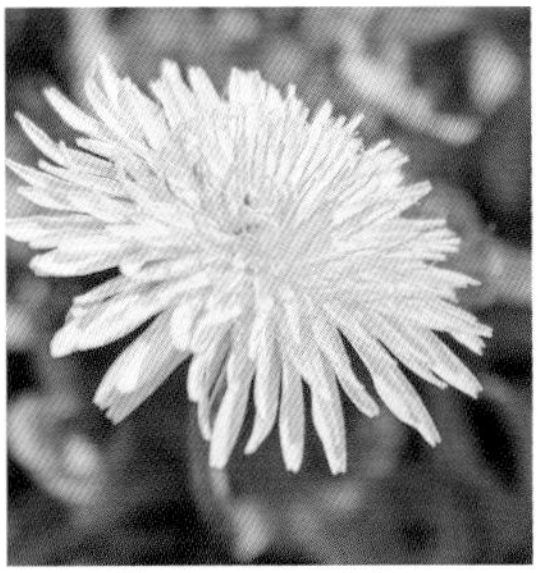

ダンディライオン

学名：*Taraxacum officinale*

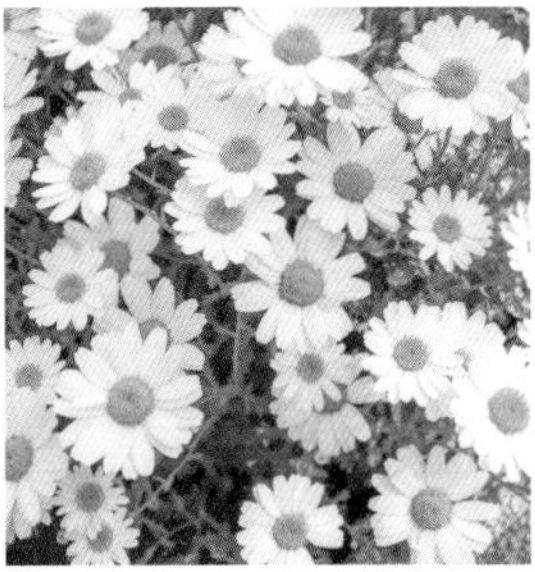

キャモミール

学名：*Matricaria recutita*

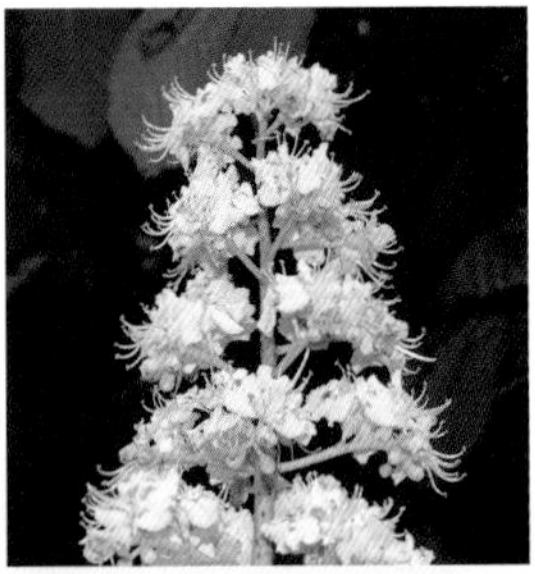

ホワイトチェスナット

学名：*Aesculus hippocastanum*

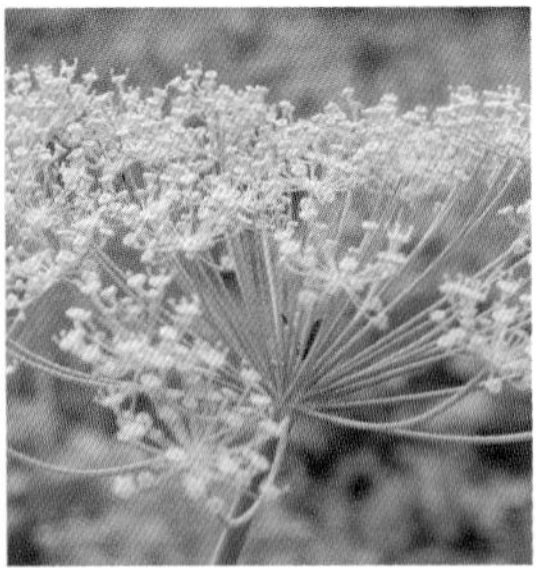

ディル

学名：*Anethum graveolens*

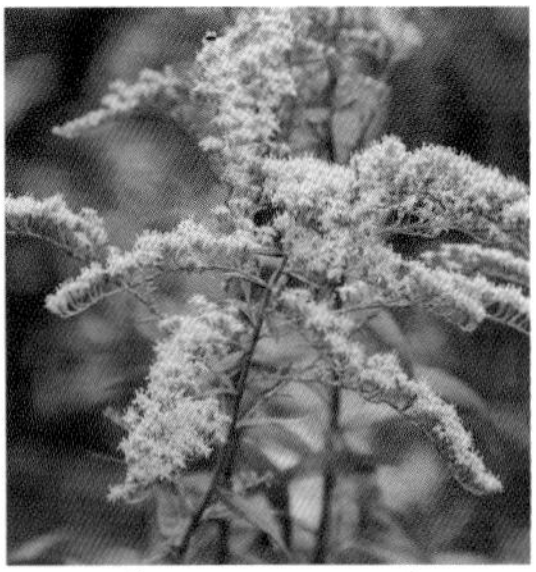

ゴールデンロッド

学名：*Solidago californica*

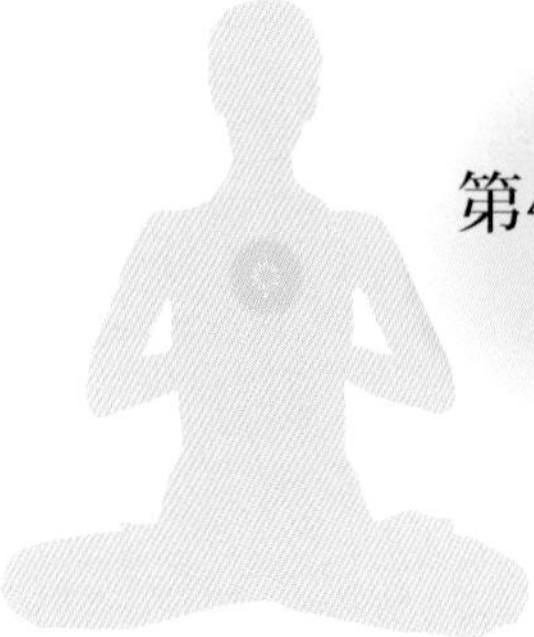

第4チャクラ
緑

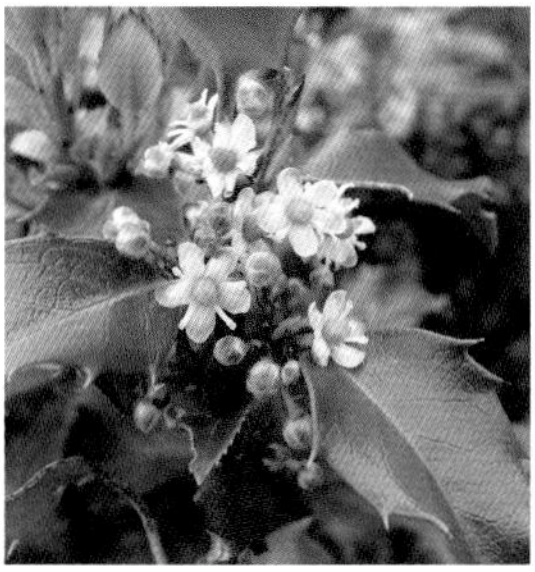

ホーリー
学名：*Ilex aquifolium*

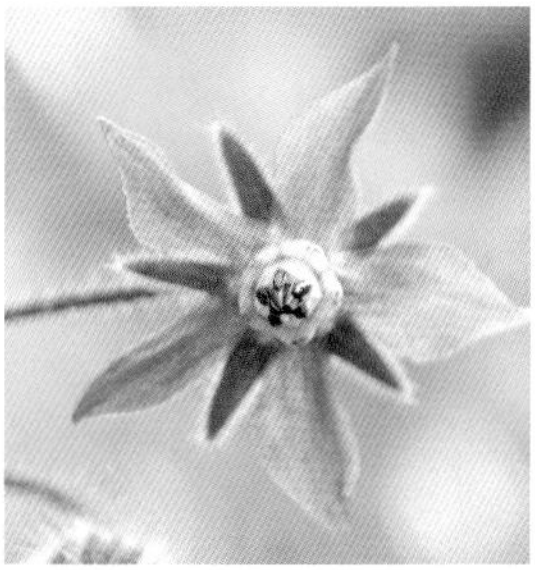

ボラージュ
学名:*Borago officinalis*（青）

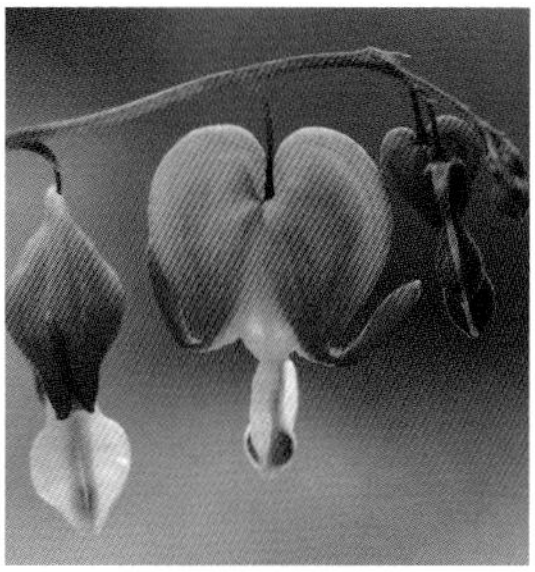

ブリーディングハート
学名：*Dicentra formosa*

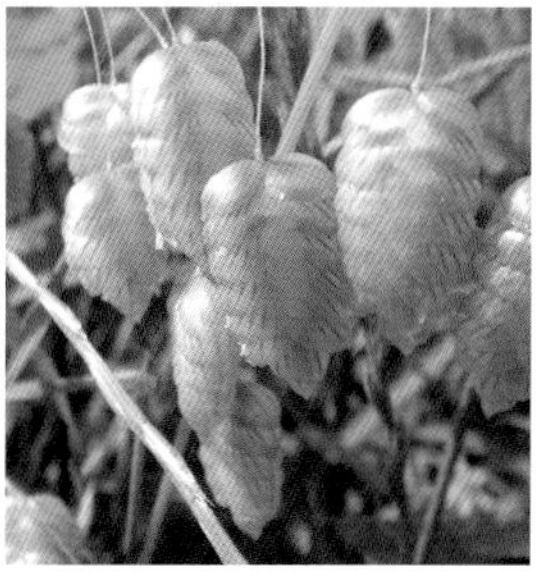

クエイキンググラス
学名：*Briza maxima*

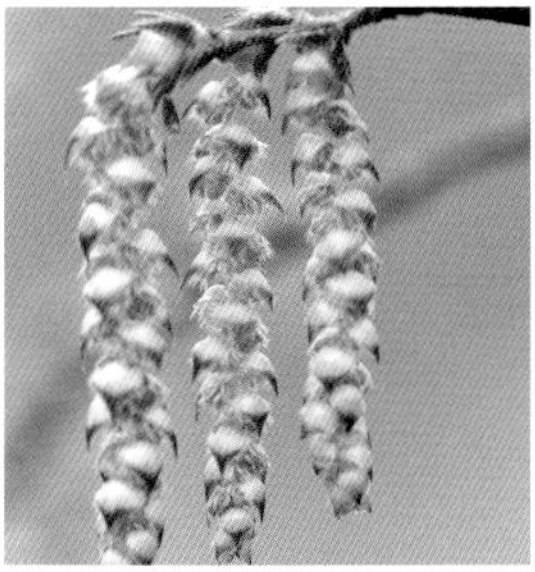

ホーンビーム
学名：*Carpinus betulus*

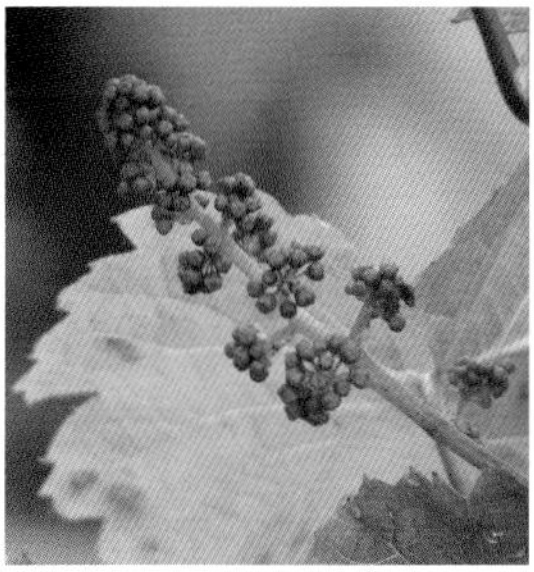

ヴァイン
学名：*Vitis vinifera*

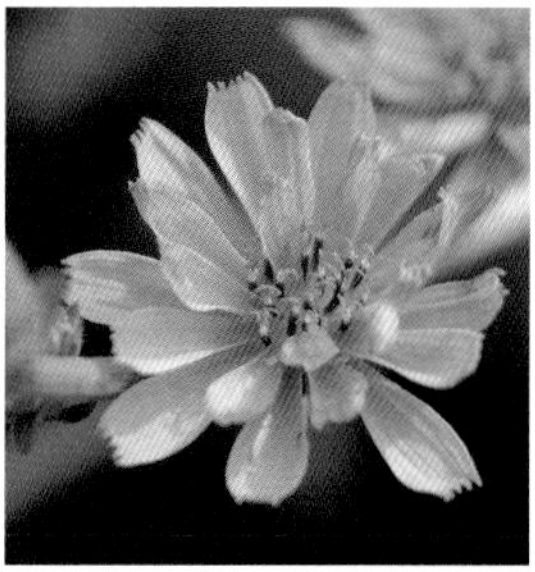

チコリ
学名：*Cichorium intybus*

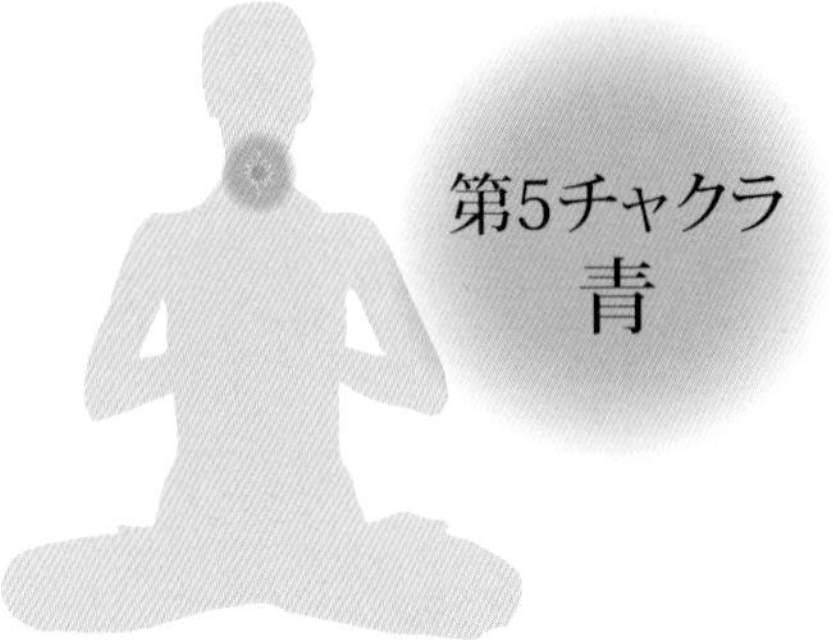

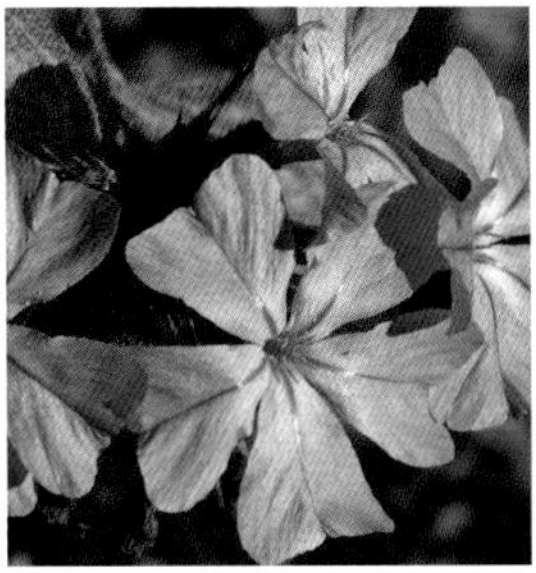

セラト
学名：*Ceratostigma willmottianum*

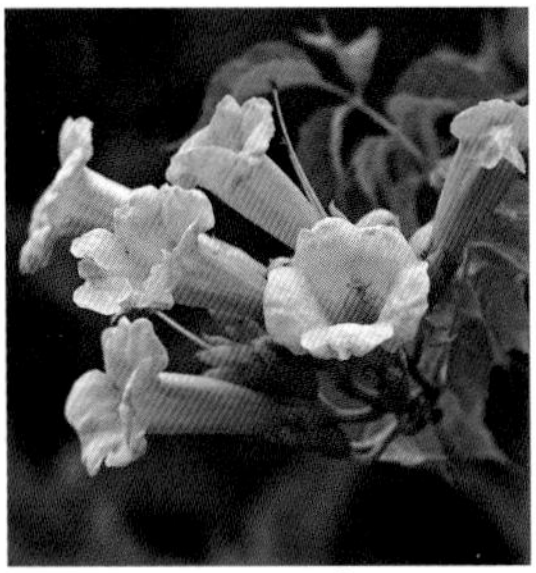

トランペットヴァイン
学名：*Campsi x tagliabuana*

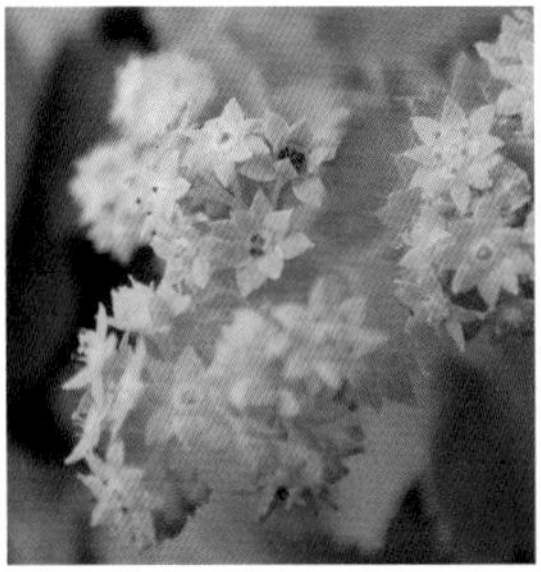

レイディーズマントル
学名：*Alchemilla vulgaris*

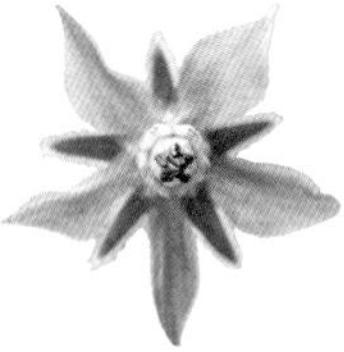

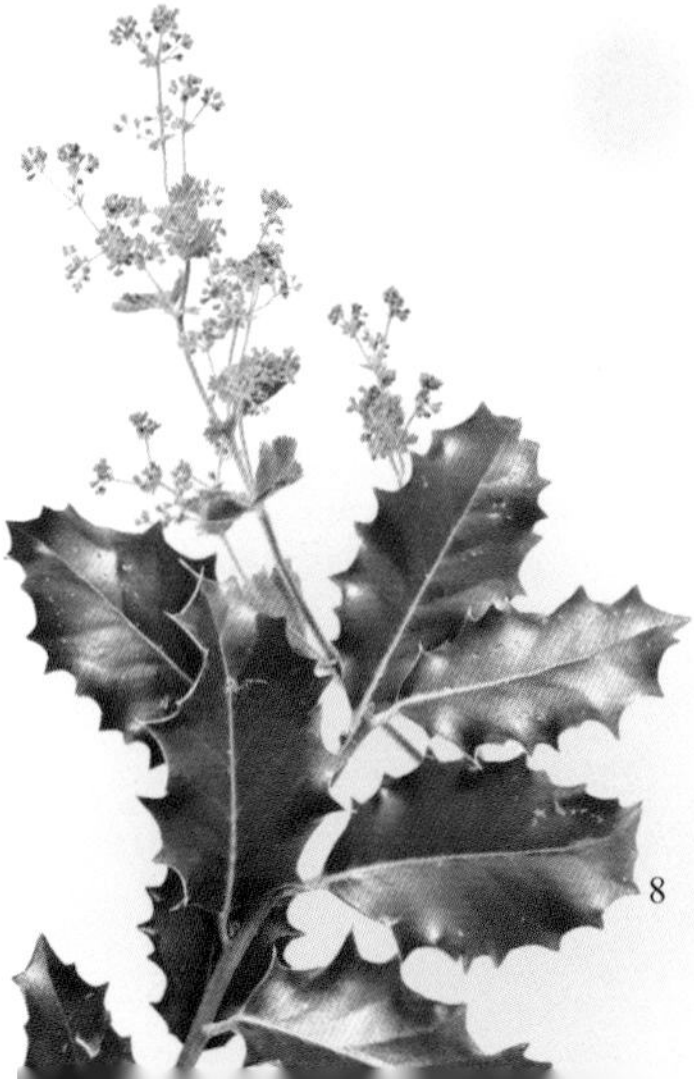

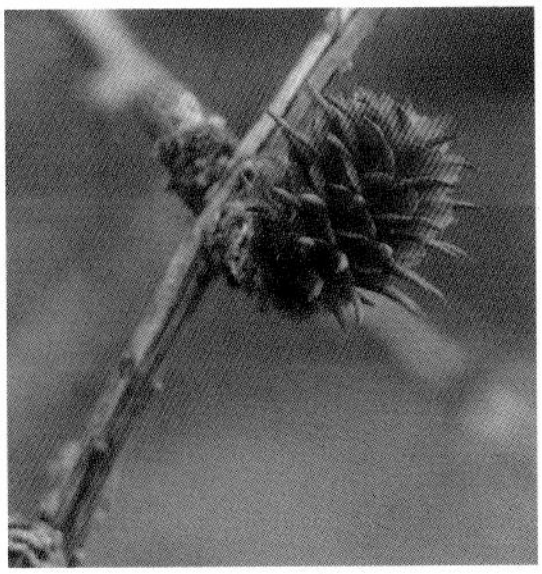

ラーチ

学名：*Larix decidua*

撮影：Sten Porse ©2006/CC BY-SA3.0

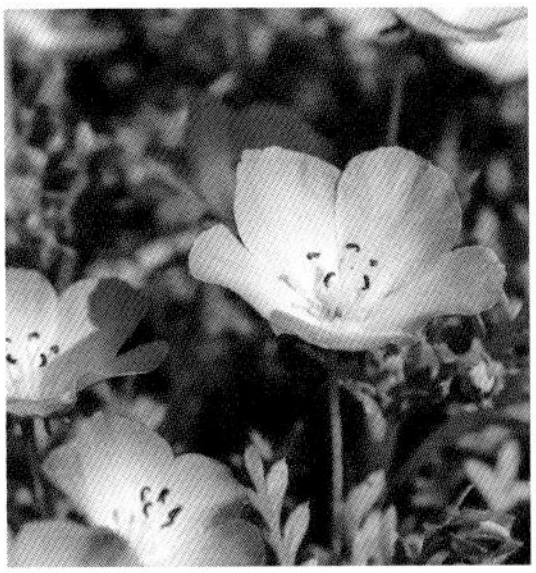

ベビーブルーアイズ

学名：*Nemophila menziesii*（青）

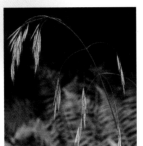

ワイルドオート

学名：*Bromus ramosus*（緑）

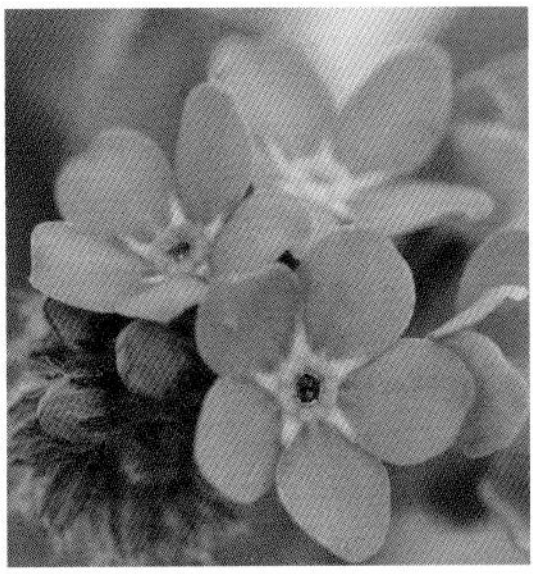

フォーゲットミーノット

学名：*Myosotis sylvatica*

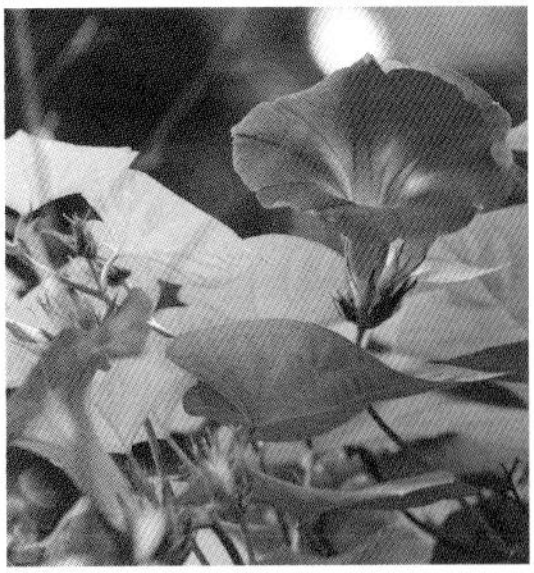

モーニンググローリー

学名：*Ipomoea purpurea*（青）

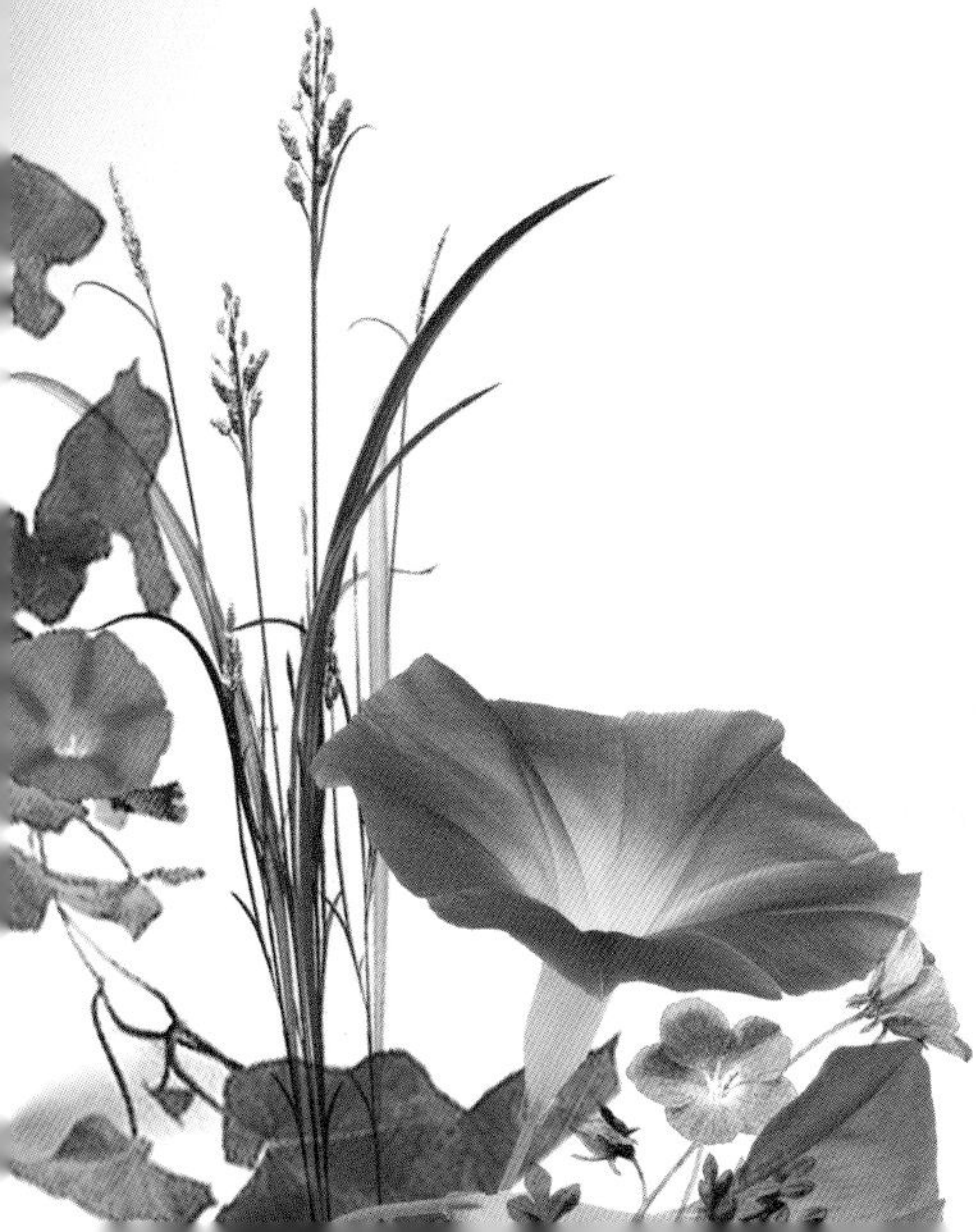

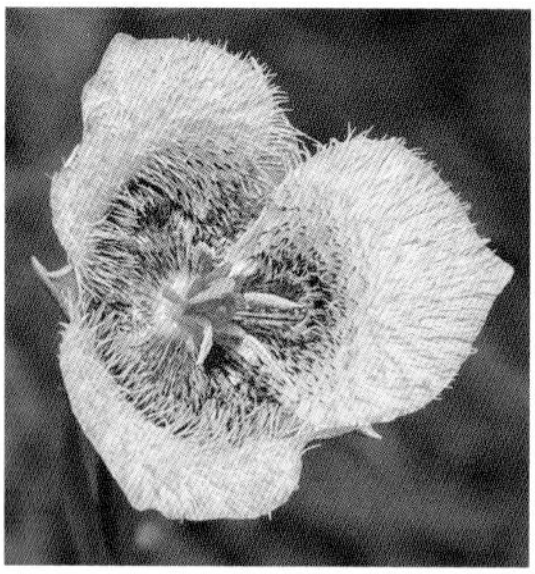

スターチューリップ
学名：*Calochortus tolmiei*
撮影：Bill Bouton ©2012/CC BY-SA2.0

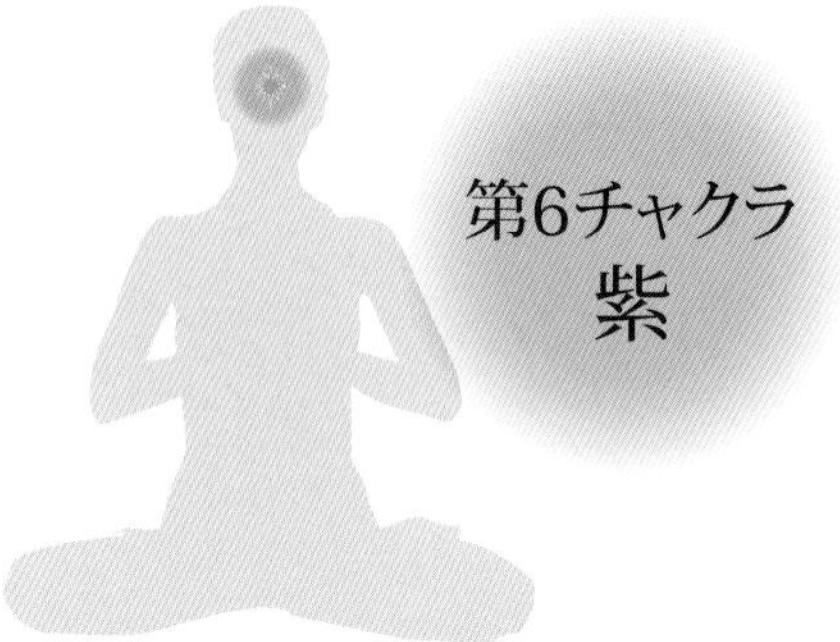

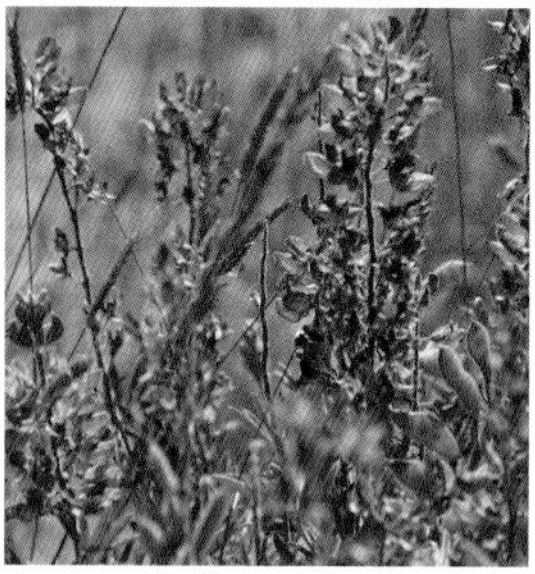

セージ
学名：*Salvia officinalis*
撮影：Kurt Stüber ©2014/CC BY-SA3.0

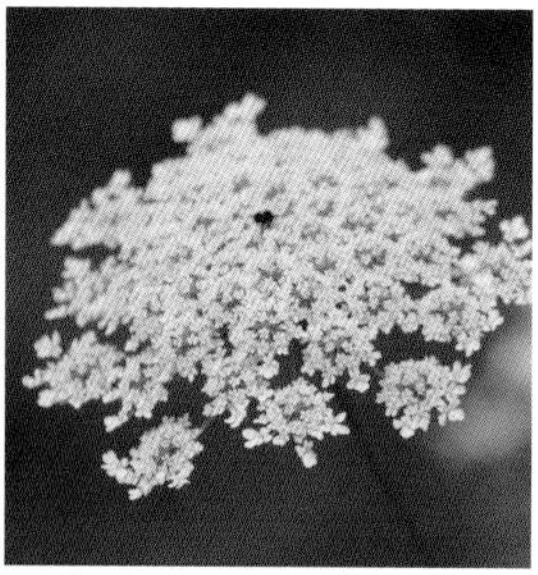

クイーンアンズレース
学名：*Daucus carota*

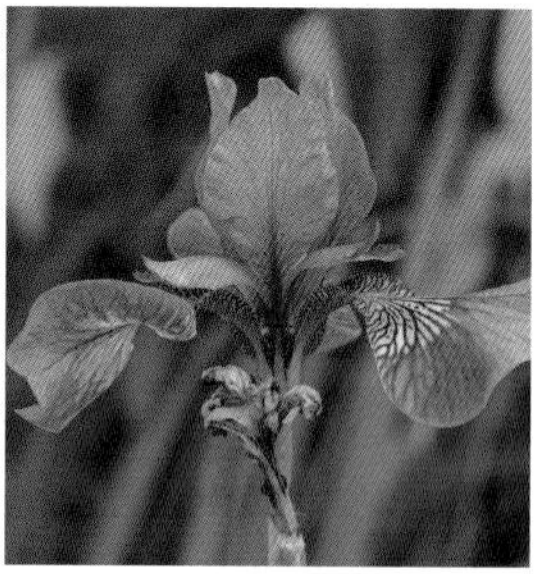

アイリス
学名：*Iris douglasiana*

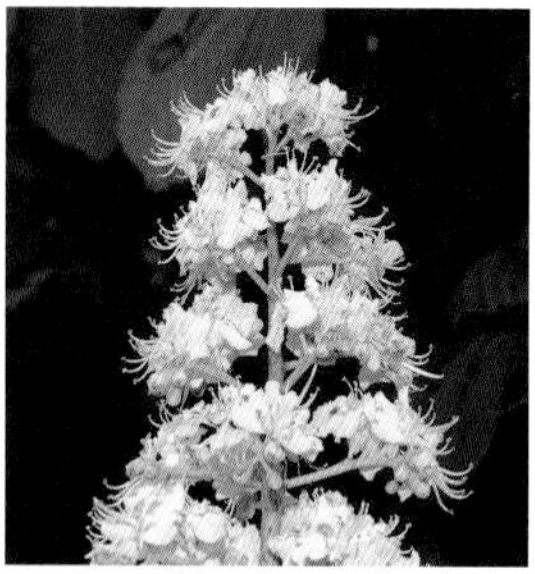

ホワイトチェスナット
学名：*Aesculus hippocastanum*

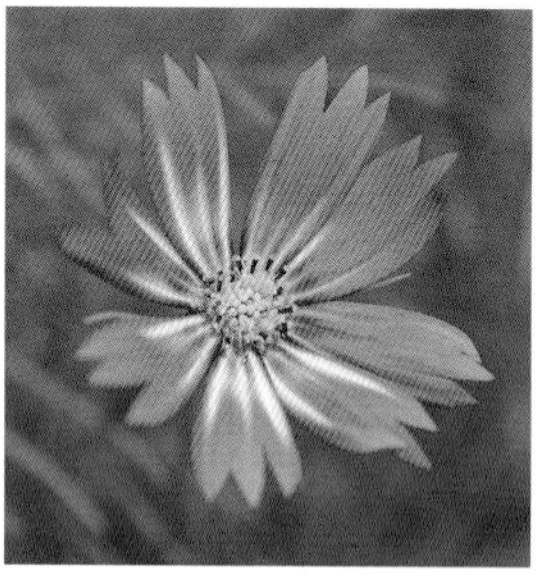

コスモス
学名：*Cosmos bipinnatus*

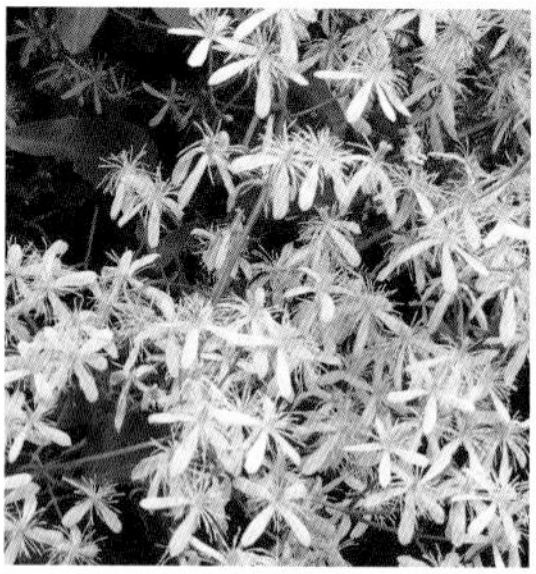

クレマティス
学名：*Clematis vitalba*

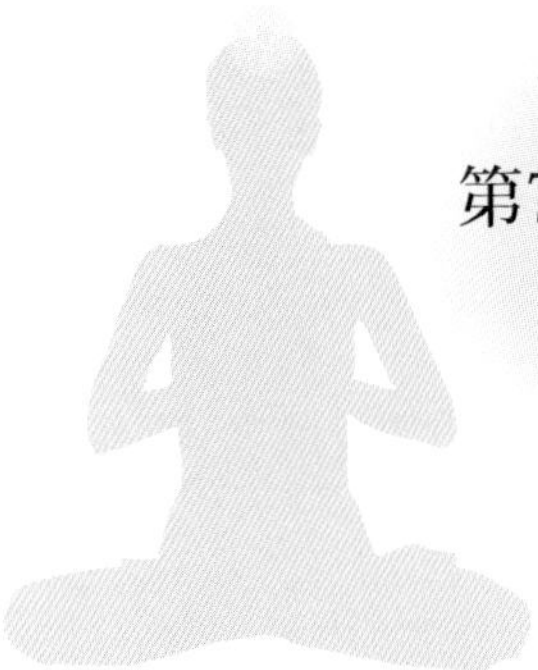

第7チャクラ
白

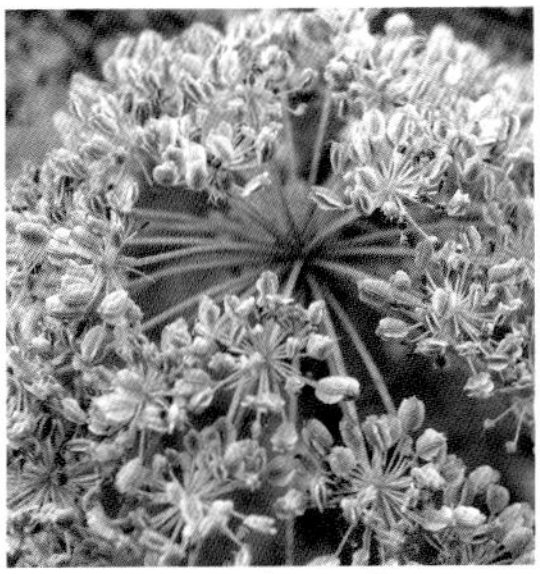

アンジェリカ
学名：*Angelica archangelica*

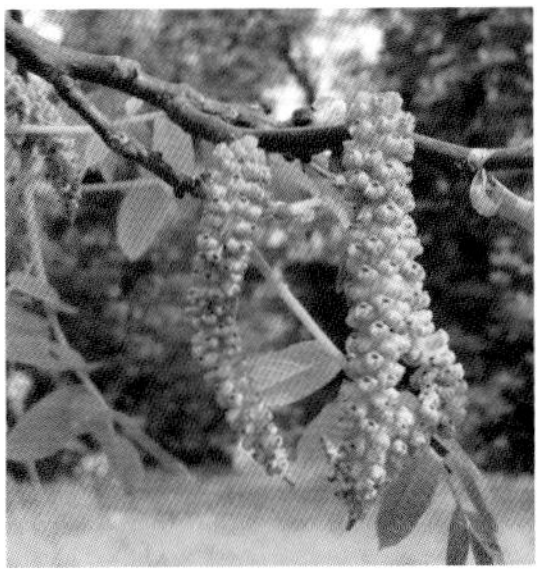

ウォールナット
学名：*Juglans regia*

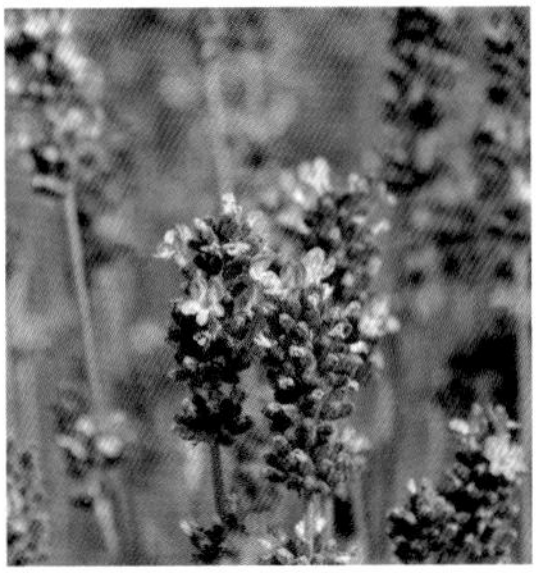

ラヴェンダー
学名：*Lavandula angustifolia*

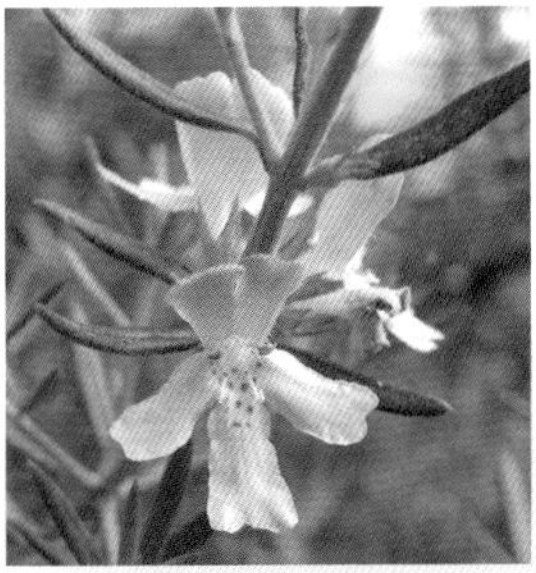

ローズマリー
学名：*Salvia rosmarinus*

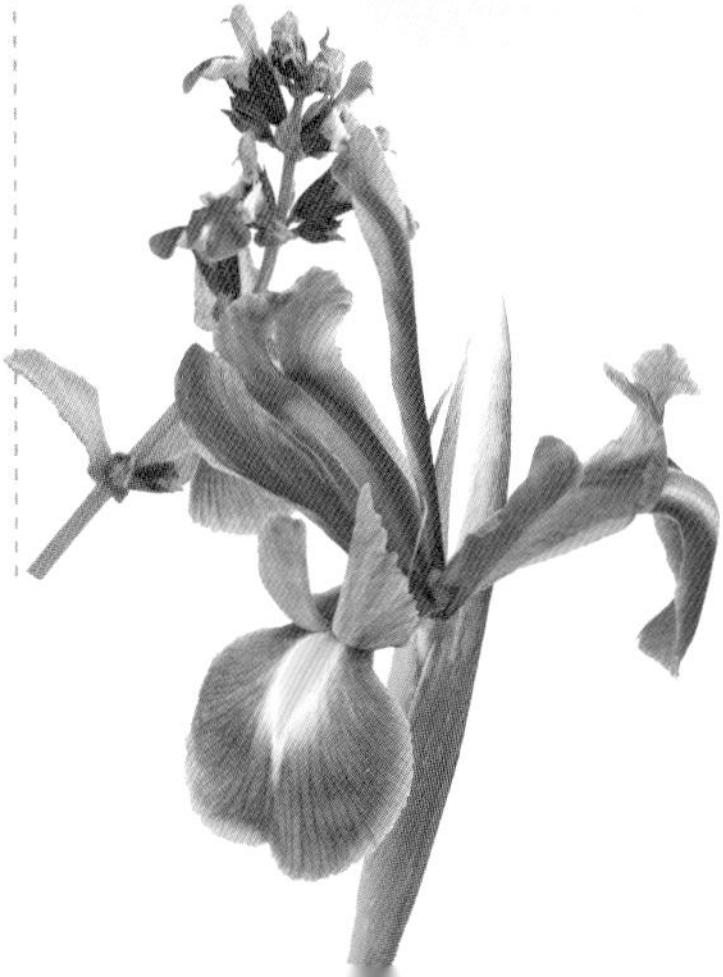

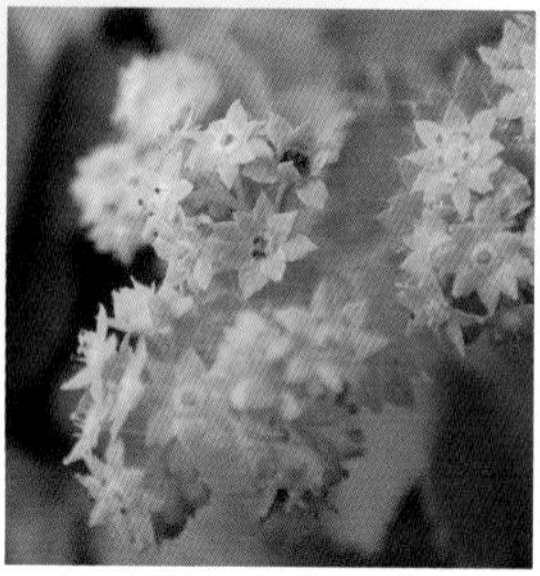

レイディーズマントル
学名：*Alchemilla vulgaris*

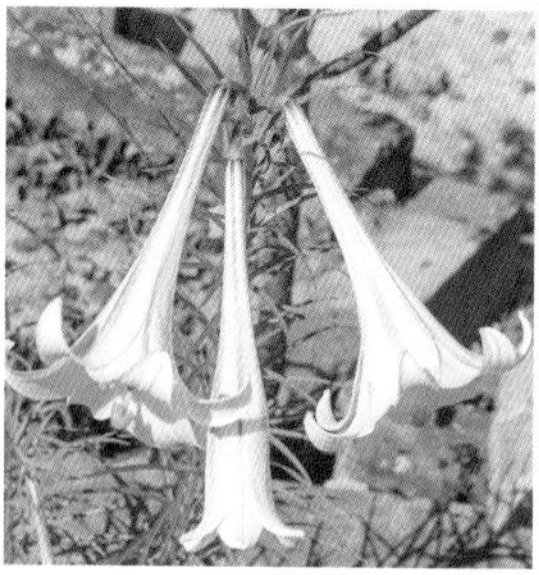

エンジェルズトランペット(白)
学名：*Brugmansia x candida*
（旧名　*Datura candida*）

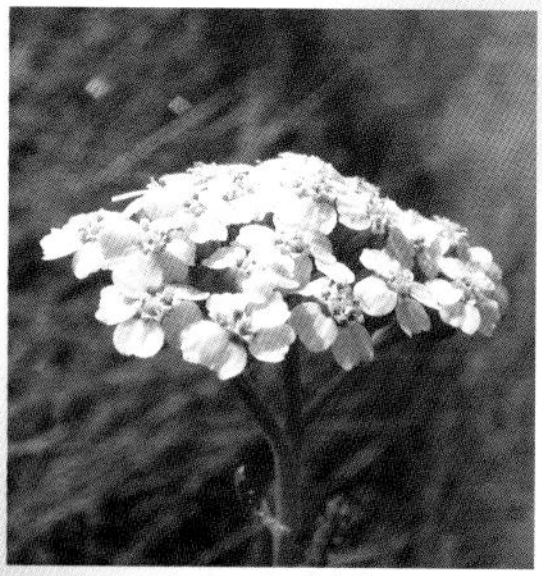

ヤロウ(白)
学名：*Achilea millefolium*

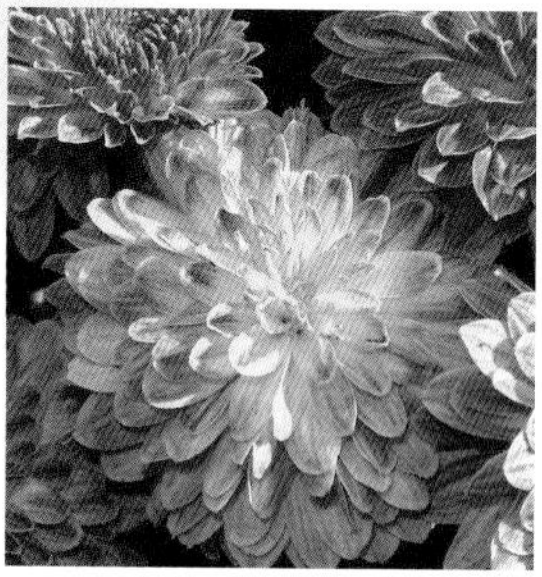

クリサンセマム
学名：*Chrysanthemum x morifolium*(赤茶)

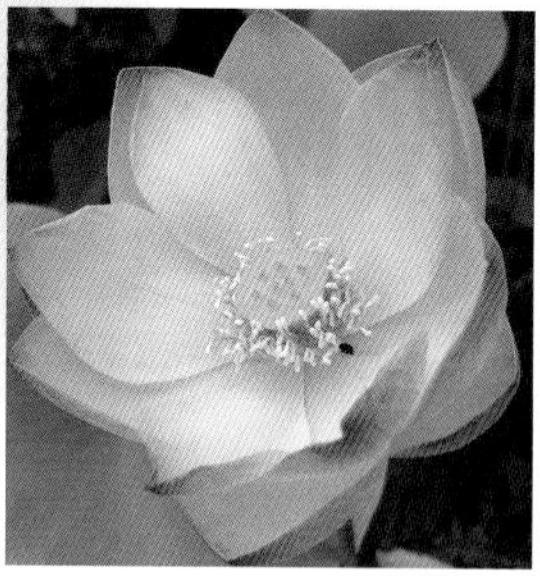

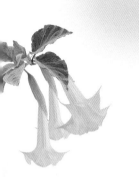

ロータス
学名：*Nelumbo nucifera*

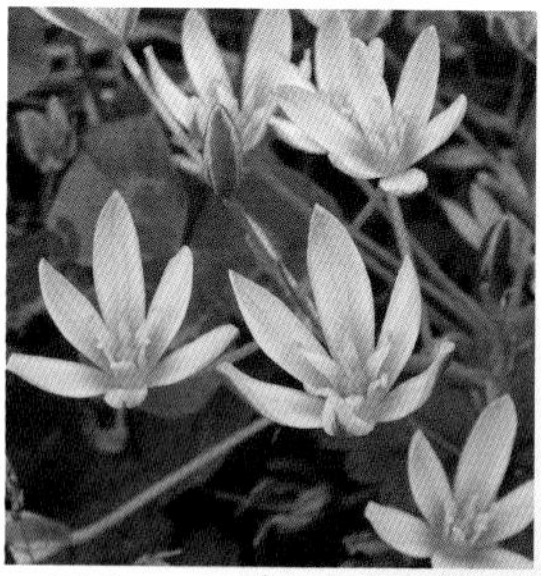

スターオブベツレヘム
学名：*Omithogalum unbellatum*

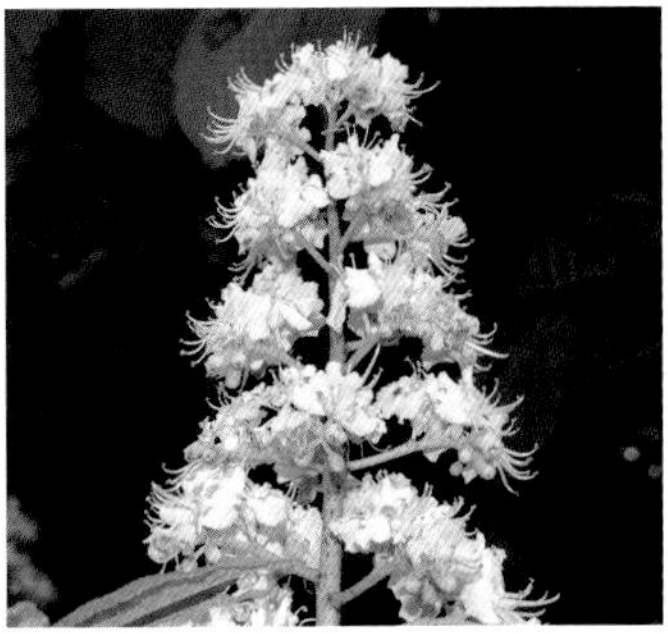

ホワイトチェスナット

学名：*Aesculus hippocastanum*

第3チャクラと第6チャクラの働きが過剰で、不安や心配事についてぐるぐる考えたり想像したりするのをやめられない場合に、これらのチャクラをバランスさせ、空回りする思考でエネルギーが消費されるのを止める。

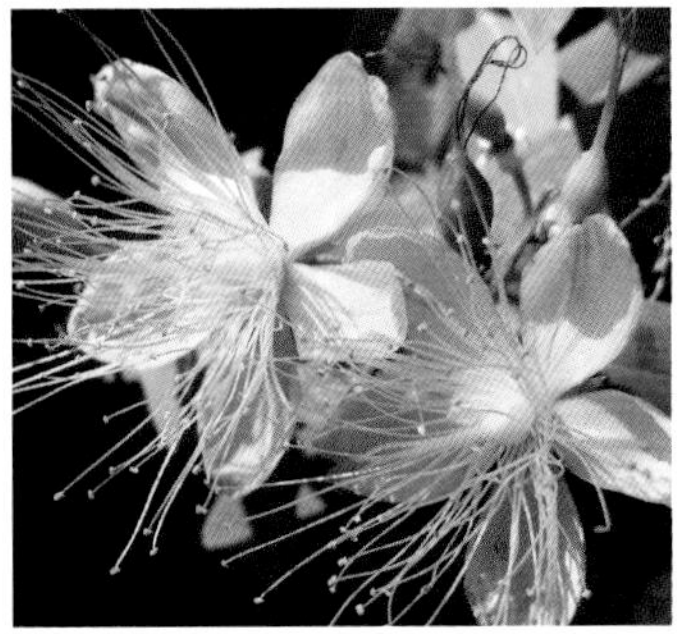

セントジョンズワート

学名：*Hypericum perforatum*

過剰に開き過ぎた第4チャクラをバランスさせる。特に夜間に第4チャクラが活発になり過ぎ、悪夢を見たり、外的な侵入を受けやすい傾向がある場合に、広がり過ぎたアストラル体を収束させ、エネルギーの境界を守る。

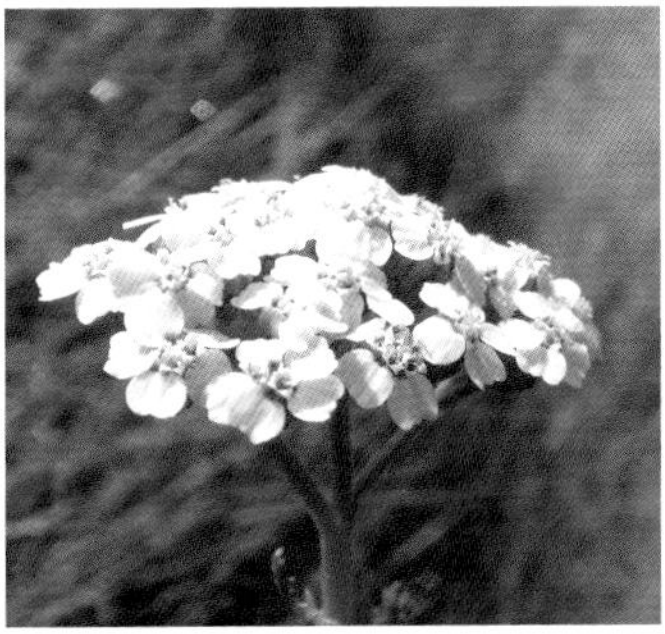

ヤロウ(白)

学名：*Achilea millefolium*

第1チャクラと第7チャクラの働きを、バランスされた形で強める。オーラフィールドの外殻の光を強め、全身のエネルギーが自然なバランスを保つのを助ける。環境からオーラフィールドを守る作用もある。

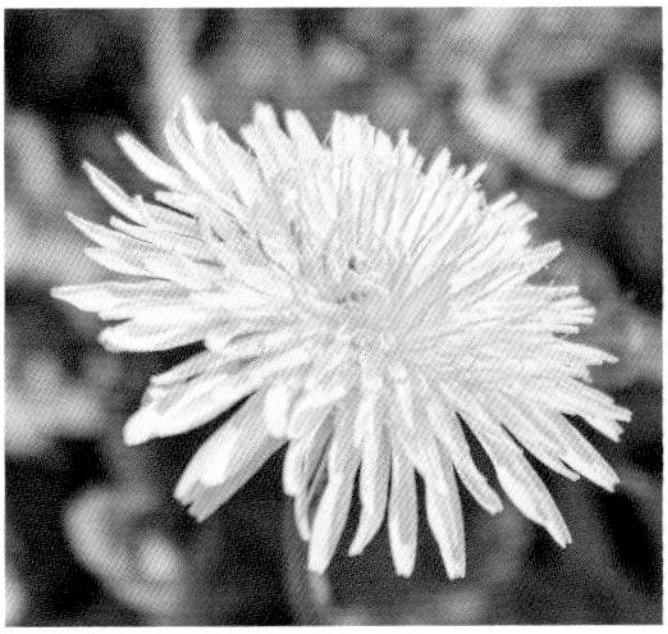

ダンディライオン

学名：*Taraxacum officinale*

第3チャクラの緊張を取り、神経と筋肉を緩めて、エネルギーが自由に全身に流れるようにする。大地に深くつながって大地の生命エネルギーを汲み上げることも助ける。

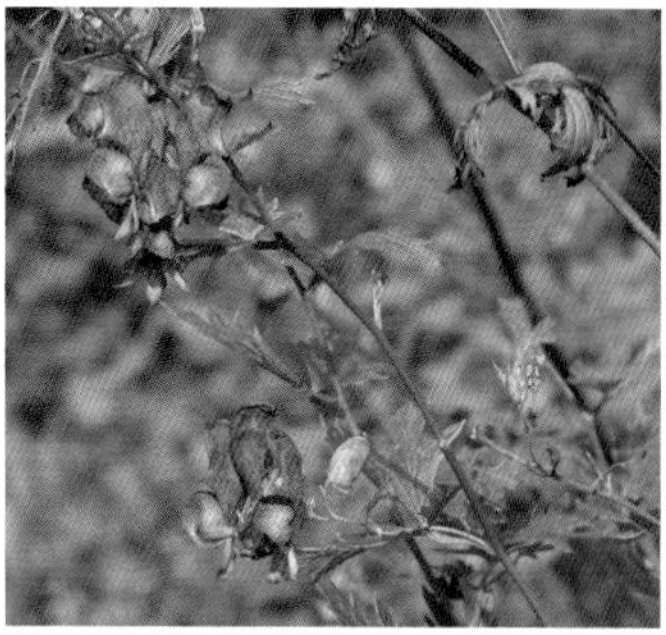

モンクスフッド

学名：*Aconitum columbianum*

過去の恐い経験などが原因で、目に見えない世界と関わることに不安があり、それがエネルギーの知覚を意識につなげることを邪魔している場合に。無意識の中のブロックに光をあて、癒すことを可能にする。

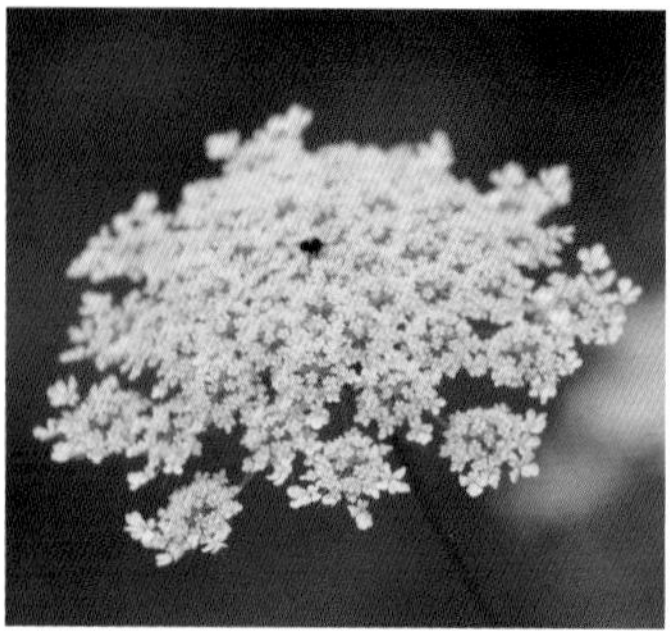

クイーンアンズレース

学名：*Daucus carota*

「見る力」を刺激する。肉体の視力にもエネルギーの視力にも作用する。特に第2チャクラの歪みを修正して、第2チャクラと回路的に結びついている第6チャクラの機能も整える。

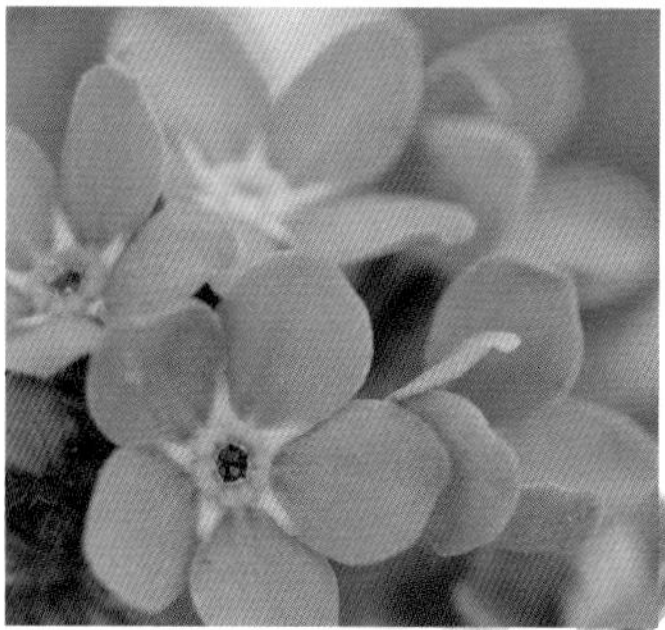

フォーゲットミーノット

学名：*Myosotis sylvatica*

第5チャクラと第6チャクラを刺激し、目に見えない世界について思い出したり、感じたりするのを助ける。特に大切な人やペットが亡くなったときに、その存在とつながることを助ける。

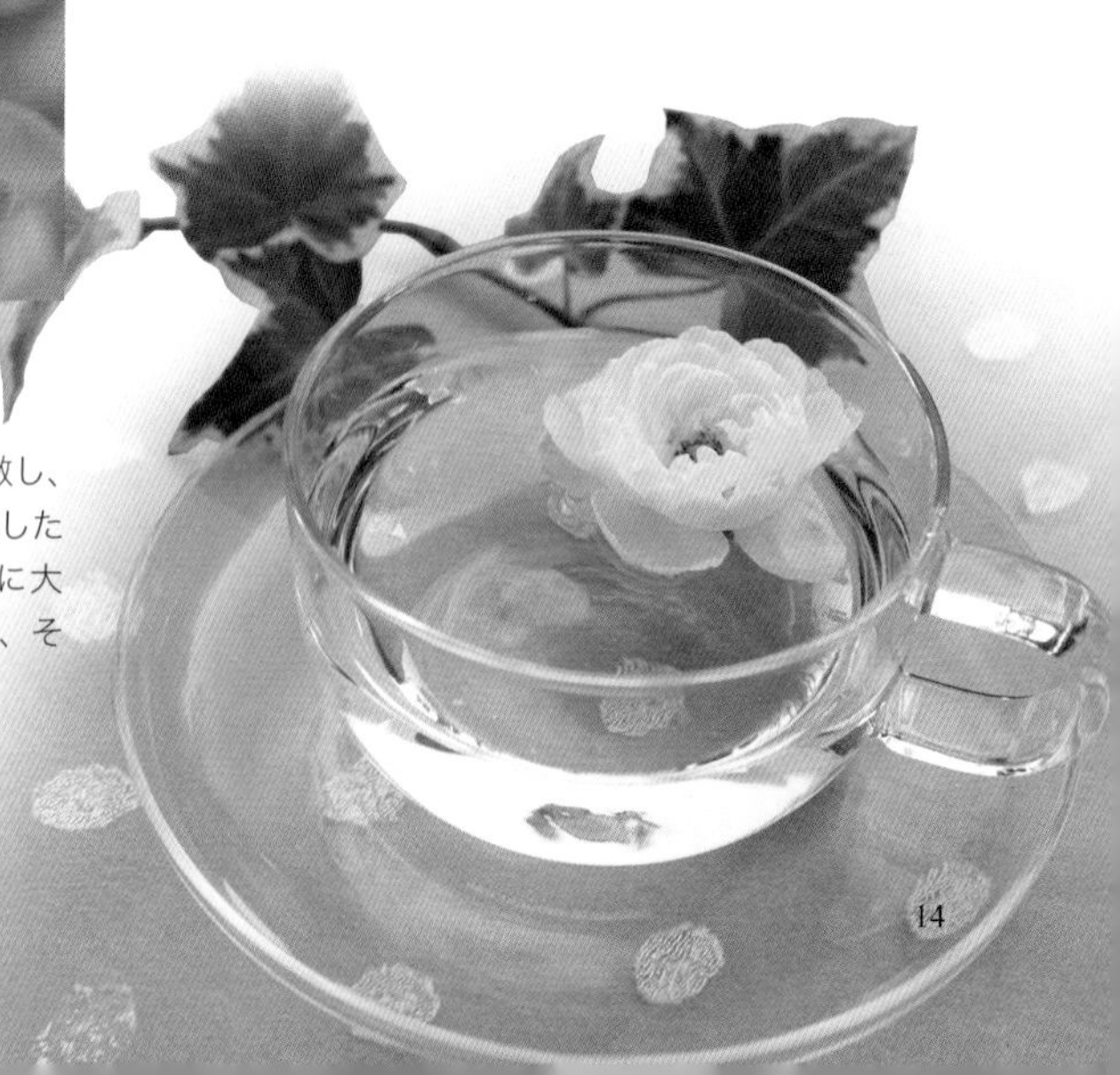

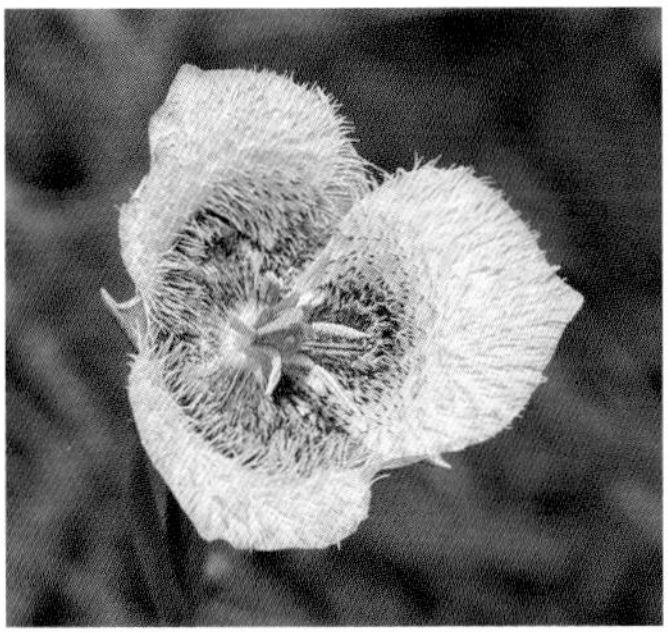

スターチューリップ

学名：*Calochortus tolmiei*

心が受容性を失って硬直した状態で、精妙なレベルのエネルギーの現象や内面の声に気づくことができない場合に。心が受容性を取り戻し、エネルギー世界とのつながりに気づくのを助ける。

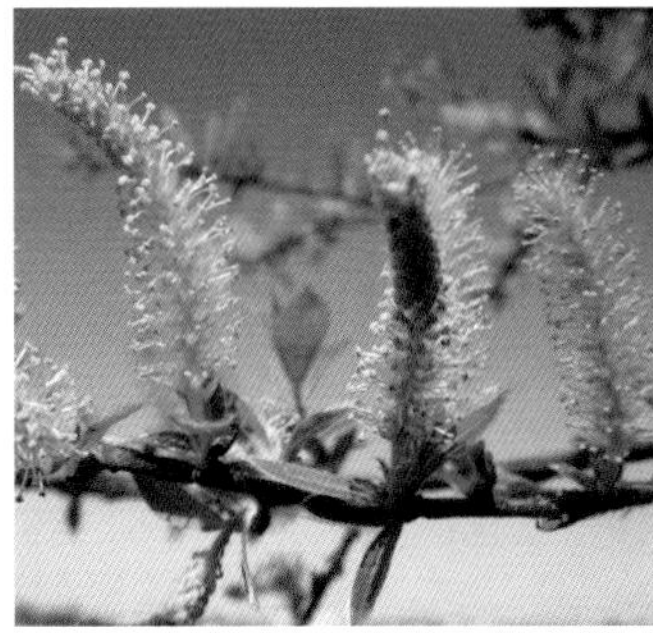

ウイロウ

学名：*Salix alba var. vitellina*

これまでの経験で、人生や社会はフェアでないと感じており、不満や恨みを無意識に溜め込んでいる場合に。かたくなっている心を和らげ、エネルギーの流れを作り、過去の感情を手放すのを助ける。

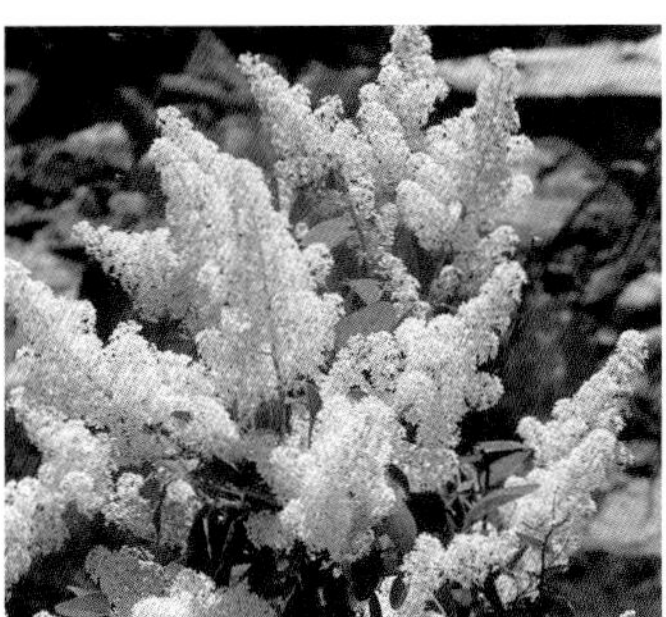

ディアブラッシュ

学名：*Ceanothus integerrimus*

自分自身に正直になれず、自分自身の中心からまっすぐに行動できない場合に。第４チャクラを浄化し、無意識のレベルから自分を動かしているさまざまな要素に気づかせる。

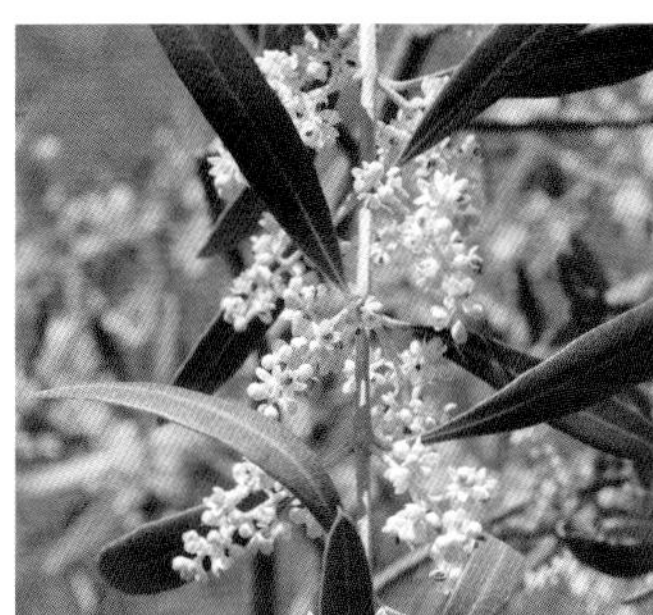

オリーヴ

学名：*Olea europaea*

慢性的な疲労で、エネルギーのほとんどが肉体の維持に使われてしまい、チャクラの高い機能を活用するためのエネルギーが残らないような場合に。肉体と大地のつながりを強め、体力が回復するのを助ける。

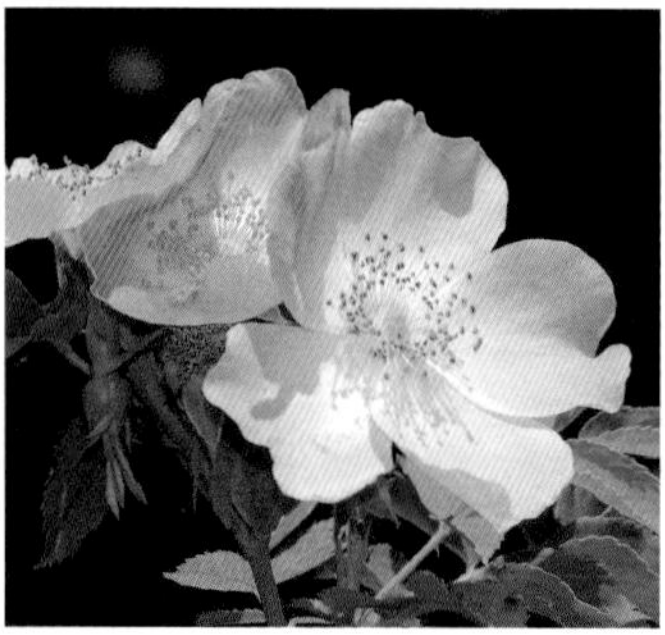

ワイルドローズ

学名：*Rosa canina*

肉体とエネルギー体すべての健康の土台になる、大地とつながる力を強める。第1チャクラを活性化し、その上のすべてのチャクラに大地のエネルギーがまわるのをサポートする。

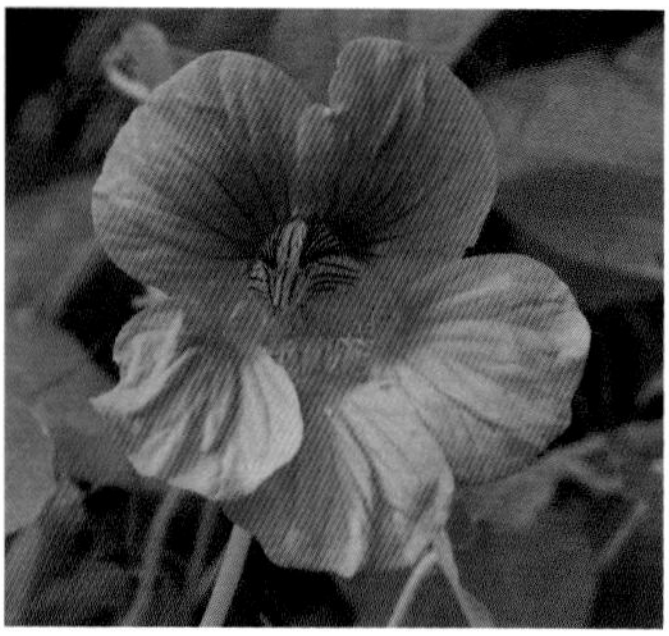

ナスターシアム

学名：*Tropaeolum majus*

第1チャクラと第2チャクラを活性化し、肉体に温かさと潤いを与える。過剰に働く第3チャクラをバランスさせ、左脳に偏りがちな傾向を修正する。

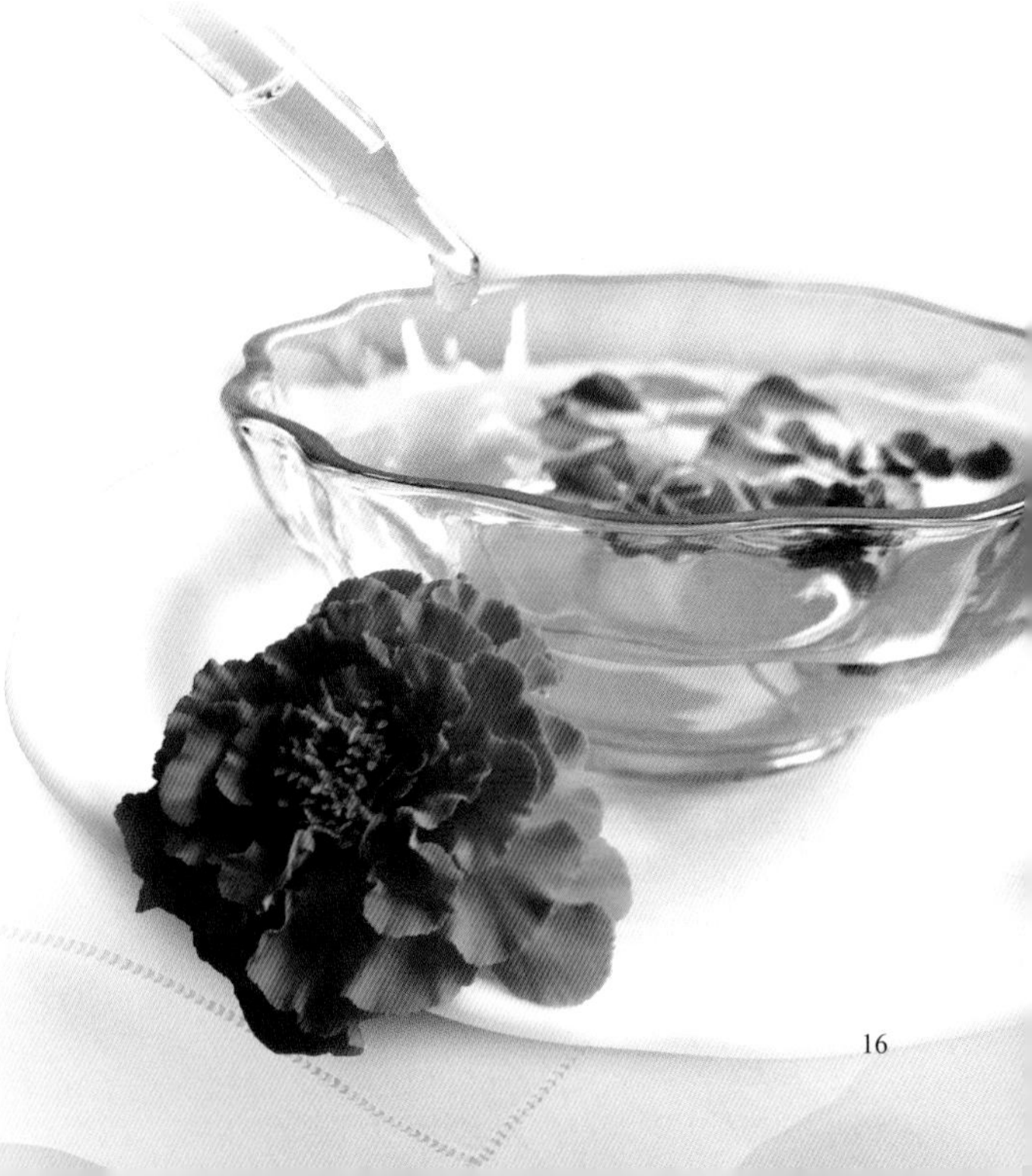

フラワーエッセンス療法

エネルギーメディスン

チャクラと心身を活性化する

王 由衣 SHAS 校長

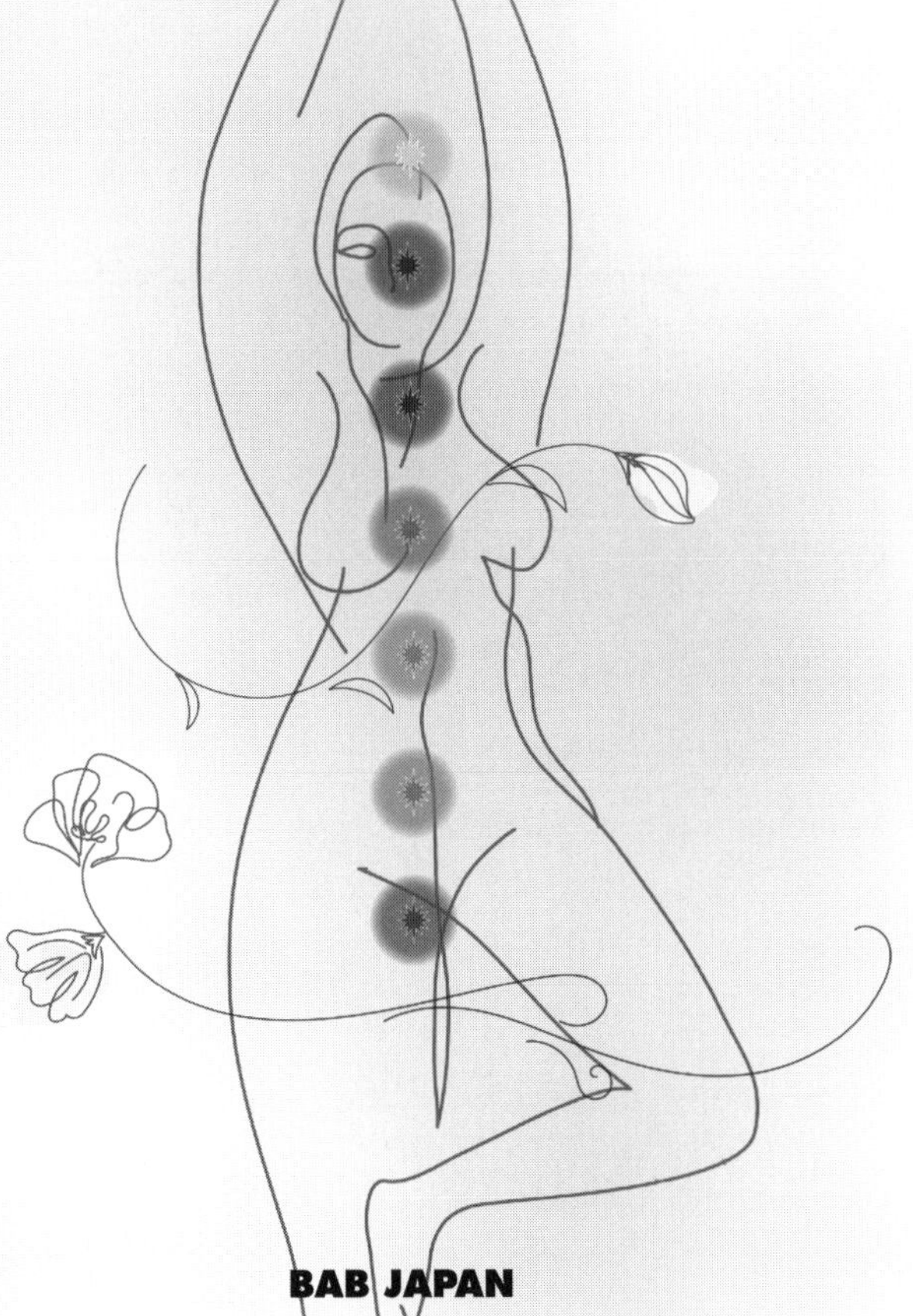

BAB JAPAN

はじめに

フラワーエッセンスについての本はいろいろ出ていますが、この本を手にとってくださった方は、「フラワーエッセンスとチャクラ」という組み合わせを、少し不思議に思われたのではないでしょうか。

フラワーエッセンス療法の古典的テキスト『FESフラワーエッセンス・レパートリー』では、ときどきチャクラのことに触れられています。それ以外にも、アメリカのフラワーエッセンスの本でも、やはりときどきですが、チャクラについて触れているものがあります。しかし、フラワーエッセンスとチャクラの関係を主要なテーマとして扱ったものはありません。

チャクラは、人間の心と身体とを結びつけるエネルギーの中枢です。現代のハンズオン・ヒーリングでは、さまざまな心身の悩みや症状をチャクラの働きから理解し、手のエネルギーを使って回復を助けます。

著者は長年、ハンズオン・ヒーリングとフラワーエッセンスの両方を仕事にしてきたため、ごく自然に特定のチャクラとエッセンスの関係に気づくようになりました。エッセンスの理解には、植物の形態学の知識も重要ですが、チャクラの理解はそれに加え、それぞれのエッセンスが具体的にどのように作用するかを読み解かせてくれます。

チャクラとエッセンスの関係について手応えがでてくると、クライアントのためにエッセンスを選択する際にも、問診の内容だけでなく、クライアントのエネルギーやチャクラの状態が、追加の手がかりを与えてくれます。

そしてフラワーエッセンスをエネルギーメディスンとして捉えることで、エッセンスの使い方を広げ、さまざまなセラピーに応用していくことができます。

この本では、チャクラになじみのない方にもわかりやすいよう、エッセンスとチャクラの関係について各エピソードに分けて説明しています。エッセンスの効果をエネルギーの体感として経験できるシンプルな手順もたくさん含めています。

著者が教えているフラワーエッセンス・ハンズオンのクラスでは「こんなにシンプルなやり方で、こんなにはっきりと効果が感じられる！」と、すべての参加者が驚きに目をみはります。この本を通して、読者の方にもこの驚きを感じてもらえ、フラワーエッセンスの面白さ、実用性、奥深さを知ってもらえることを願っています。

フラワーエッセンス療法——エネルギーメディスン　目次

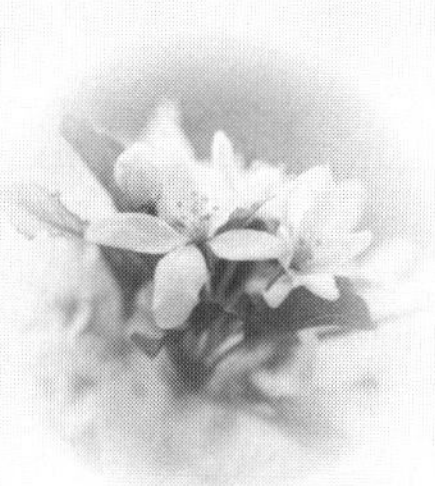

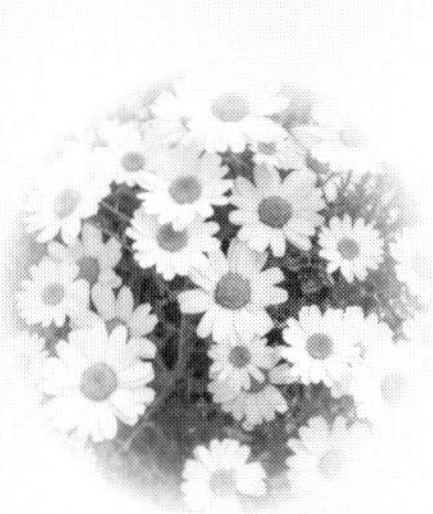

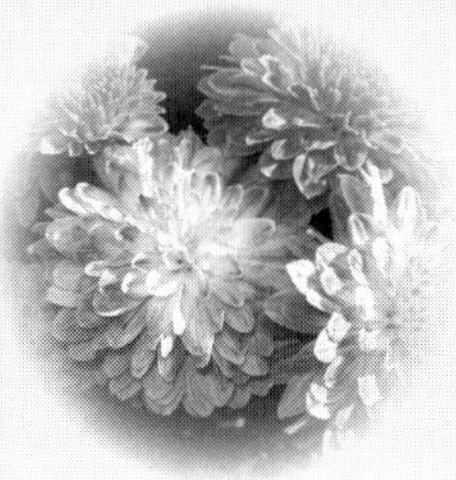

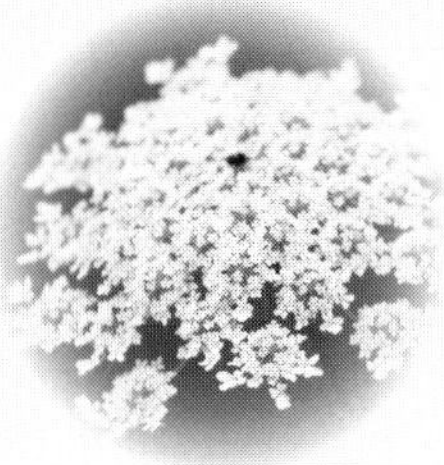

エピソード1

チャクラとフラワーエッセンスとの関係

チャクラは心と身体を支えるエネルギーの中枢

長年、肉体に蓄積された疲れを癒すためのハンズオン・ヒーリングとフラワーエッセンス療法を実践してきました。本書は、その経験と研究に基づいて、フラワーエッセンスがどのように人間のエネルギーフィールドやチャクラに働きかけるか、そしてさまざまな種類のセラピーにどのように応用できるかを見ていきます。

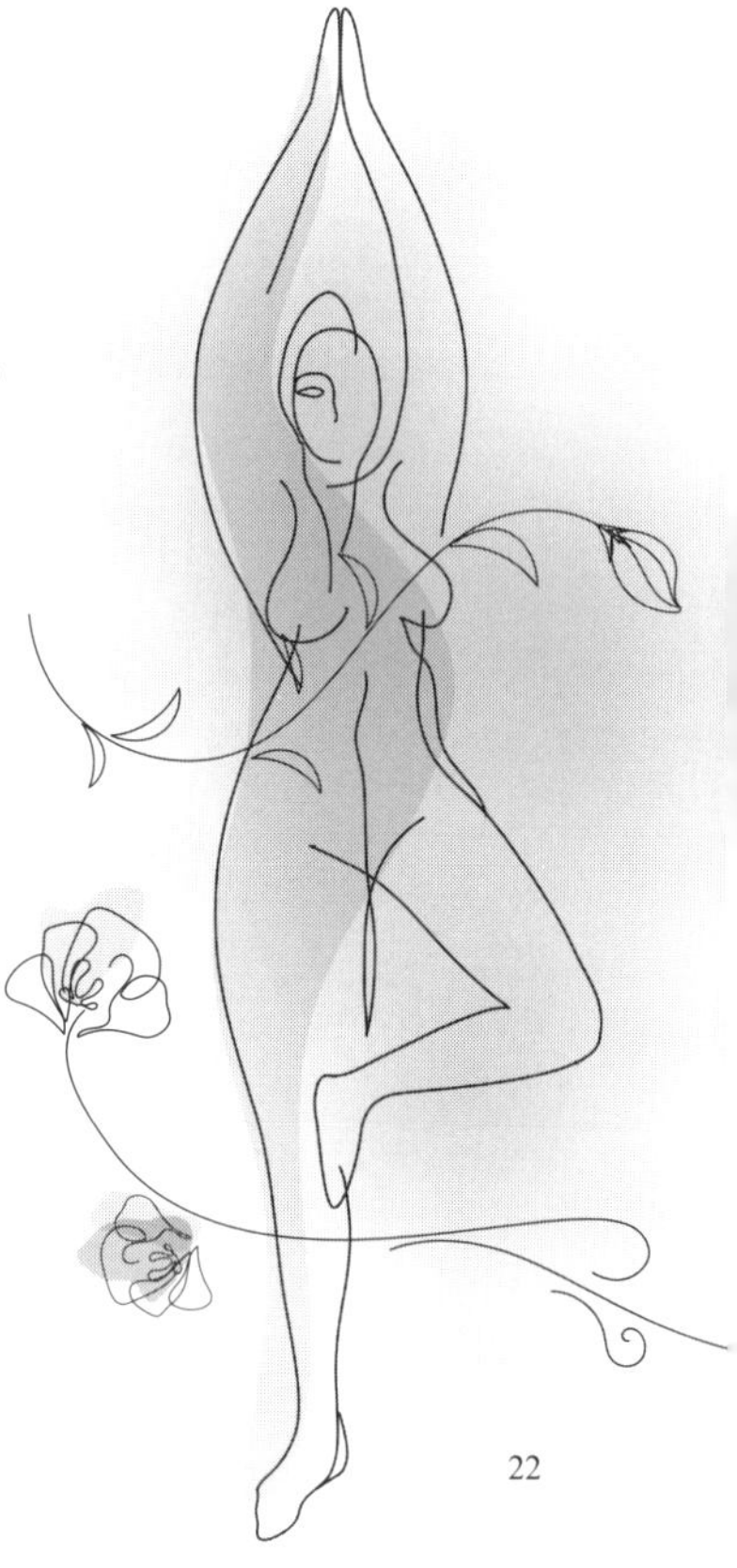

インドや中国、チベットなどの伝統医学では、人間には物質の身体とエネルギー体があること、そして人間の健康には、エネルギー体が重要な役割を果たすことが知られてきました。多くの病気では、症状が肉体に現れる前に、身体に流れるエネルギーの停滞や漏れ、目詰まりなどが現れます。病気というのは「気」であるエネルギーの状態が乱れていることです。未病というのは、病気になる前、エネルギーの不調の段階でそれをバランスを調整させ、健康を保つことです。

この考えは近代のハンズオン・ヒーリングにも受け継がれており、その体系の中心となっているのが、通称ＨＥＦと略されるヒューマンエネルギーフィールドと、チャクラの考えです。チャクラについてはインドやチベットの伝統医学の文献にも記されていますが、エネルギー体に存在する中枢のことです。

エネルギー体とチャクラについての知識は、19世紀後半にヨガやメディテーションなどとともにインドから西洋にもたらされ、そこから近代ハンズオン・ヒーリングに受け継がれました。

このエネルギー体は、現代ではエネルギーのフィールドとして理解されています。インドの文献は人間には7つのエネルギー体があると指摘していますが、近代ヒーリングでも

7つのヒューマン・エネルギーフィールドを識別します。これらは異なる周波数帯域のエネルギーからなるフィールドで、肉体の上に重なるようにして存在しています。

このエネルギーフィールド上にあって、さまざまな中枢としての働きを持つのがチャクラです。副次的なものや小さなものまで含めるとかなりの数になりますが、もっとも重要なチャクラは7つ。身体の中心線に沿って、下から上へ、第1チャクラから第7チャクラまで数えます。

チャクラはエネルギーの構造であり、肉体の機能と心の働きの両方に結びついています。詳しく話していくと1つのチャクラについて1冊の本になってしまうので、ひとまずここではポイントをごく簡単にまとめましょう（次ページ）。

エネルギーの中枢であるチャクラを軸に、基本的な肉体と心の機能が対応していることがわかると思います。チャクラを介して心は身体に働きかけ、身体は心に影響を与えます。この作用は一方的でなく、両方向的なものです。

ハンズオン・ヒーリングでは、ヒーラーが自分のエネルギーやフィールドを制御して、クライアントのエネルギーフィールドやチャクラに働きかけます。フラワーエッセンス

7つのチャクラに対応する心身の機能

それぞれのチャクラは、心や身体と深くつながっています。ここでは、心と身体の関係性について紹介します。

	対応する肉体の機能	対応する心の機能
第7チャクラ（白）	高い次元とつながる力 頭蓋骨上部、 大脳皮質、 皮膚、脊髄、神経	すべての経験を1つに統合し、整合させる 自分を超える高い領域とのつながり
第6チャクラ（紫）	未来を見通す力 脳、神経、目、耳、鼻	見る、耳を傾ける ものごとや未来を見通す洞察力、ヴィジョン
第5チャクラ（青）	表現する力 肺、気管支、喉	まわりの世界と自分の関係を、大きな視点からバランスさせる、自分の内にあるものを外に向かって表現する
第4チャクラ（緑）	栄養を届け老廃物を運ぶ力 心臓、血管	自分と異なるものを受け入れるつながりや、関係を築き、維持する 自分の内にあるものを外に向って表現する
第3チャクラ（黄）	消化、寄り分け、 分解する力 胃、膵臓、副腎、 胆のう、肝臓、脾臓	分析力、思考力、判断力
第2チャクラ（オレンジ）	必要なものを吸収する力 小腸、大腸	滋養や育みを受けとる力、 自己の境界を守る力、 健全な自己中心性、自己価値
第1チャクラ（赤）	生み出す力 生殖器、骨髄	生きる意志、創造する力

も、それとは違う形でエネルギーフィールドやチャクラに作用します。

個々のフラワーエッセンスには確立された定義がありますが、「どうしてこのエッセンスにはこんな効果があるのだろう」と思うときに、エネルギーの作用から考えて見ると理解できることも多くあります。

ＦＥＦなどチャクラの知識のあるフラワーエッセンスのメーカーでは、エッセンスの説明でも、チャクラへの作用について触れていることもあります。

エネルギーメディスンとしてのフラワーエッセンス

フラワーエッセンス療法（フラワーレメディ）は、20世紀前半にイギリスのエドワード・バック（バッチ）医師によって始められました。その研究はアメリカのリチャード・キャッツとパトリシア・カミンスキらによって引き継がれ、今では世界中で、さまざまな花からエッセンスが作られています。

バック医師がフラワーエッセンスを作り始めた経緯と思想的な背景については拙著『フラワーエッセンス事典』に詳しく書いているのでここでは省きますが、フラワーエッセン

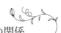

スとハンズオン・ヒーリングは同じ精神的なルーツを持っています。

同時にフラワーエッセンスは、エネルギーを介して人間の心と身体に働きかけるエネルギーメディスンでもあります。その点でもヒーリングと相補的に働くことができます。

フラワーエッセンスは、植物の「質」である精妙な本質やエッセンスを、水に写して作ります。このプロセス自体がエネルギー的なものです。多くの場合、心の悩みを解決する方法として、カウンセリングと合わせて用いられますが、エネルギーメディスンとしての働きを理解すると、アプローチの幅がずっと広がります。

たとえば私の教えるクラスでは、エッセンスをシンプルなハンズオン・ヒーリングと組み合わせて使うことを教えています。フラワーエッセンスとハンズオンを組み合わせることで、ヒーリングの効果を高めたり、ヒーリングのエネルギーに特定の方向づけを与えることができます。

使い方として、エッセンスは服用することが多いのですが、ハンズオンで直接エネルギーフィールドに浸透させることで、異なる働き方を引き出すことができます。マッサージやロルフィングなどのボディワークと組み合わせることもできます。

専門のフラワーエッセンス・プラクティショナーであれば、クライアントとの丁寧な面談を通して、ぴったりのエッセンスを選んでいきますが、プラクティショナー以外の人でも、自分の仕事とエッセンスを組み合わせることができ、そのための入り方にもいろいろな形があります。

口絵では、チャクラと花の色の対応をご紹介しました。それぞれの花とチャクラがどのように対応するかは、このあとに続くエピソードで詳しく解説しています。口絵と解説を合わせてごらんください。

コラム

顕在意識と潜在意識をつなぐ！フラワーエッセンスの力

［チャクラを充実させ、健康維持に役立てる］

チャクラは、人間のエネルギー体上にある基本的な構造です。エネルギー器官ともいわれ、エネルギーの代謝機能と知覚機能があります。

基本的に7つのチャクラは、すべて人の中で機能していますが、遺伝、生育環境、過去の経験やトラウマ、そして現在の精神や肉体の状態などが原因で、いずれかが未発達だったり、機能不全だったりすることがあります。

特定のチャクラの機能が低下すると、対応する精神的な機能や知覚能力に影響が出てきます。長期的には臓器や内分泌腺の機能が低下して健康にも影響を及ぼします。

チャクラは、エネルギーの中枢として、肉体を生命エネルギーのレベルで支えます。チャクラを充実させることは心と身体の健康維持に役立ち、また通常の療法で効果が出ない場合、チャクラの機能を整えることで結果が得られる場合があります。

［チャクラとフラワーエッセンスの関係性］

チャクラのケアには、さまざまな方法がありますが、フラワーエッセンス療法もその1つです。花とチャクラの色が一致する場合には強い共振作用がありますが、チャクラと花のつながりは色以外にもさまざまな要素があります。

フラワーエッセンスの働きでは、目詰まりを取る、流れをよくするといった作用から、チャクラの機能を強め、整えるのに欠かせないグラウンディングをアップさせるなど……特定のチャクラを刺激して機能を高めたり、あるいは開き過ぎて不安定なチャクラのバランスを整えたりすることができます。

［フラワーエッセンスでチャクラを開き、整える］

フラワーエッセンスには服用以外にも、ミストを作って噴霧する使い方があります。こうすると、オーラフィールドとチャクラに素早く作用します。またミスト、塗布などを組

コラム

み合わせると、相乗的な作用が得られます。

特定の花とチャクラの対応については、エネルギーの視点からフラワーエッセンスを説明する本がおすすめです。エッセンスには個々のチャクラに対応するものもあり、特定の回路、たとえば第2と第6チャクラに働きかけて「見る」機能を強めるエッセンスなどもあります。

[チャクラの知覚は誰でも開いている]

チャクラの知覚は特別なものではなく、基本的にすべての人が開いています。視覚、聴覚などの五感もチャクラの知覚機能の一部です。

ただ多くの人は、エネルギーの知覚が無意識のレベルに留まり、通常の意識にまで届きません。そのため、雰囲気や何気ない印象として経験されます。

チャクラの知覚を開いて活用したい人にとっては、この意識と無意識の間の通路を掃除し、整えるのが早道です。そのために必要な取り組みを助けるエッセンスも多くあります。

チャクラを整える

チャクラのバランスをとるためには、次の4つのエッセンスがおすすめです。

自分のチャクラが必要としているエッセンスを選んだら、服用、塗布、ミストにして噴霧、湯船に入れて全身で吸収など、さまざまな使い方ができます。エッセンスはエネルギーのレベルで働き、チャクラやオーラフィールドにスムーズに吸収され、作用します。その植物の精油やハーブティーなどを合わせるとさらに相乗効果があります。

［チャクラを整えるフラワーエッセンス］

ホワイトチェスナット　セントジョンズワート　ダンディライオン　ヤロウ

チャクラを開く

チャクラはエネルギー体の一部であり、エネルギーの知覚器官でもあります。チャクラの機能を高めつつ、チャクラが知覚した内容が意識に届くよう、意識と無意識をつなぐ取り組みをすると、それまでぼんやり感じていたことが、具体的に意識されるようになります。たとえば、なんとなく雰囲気として感じていた空間のエネルギーや、まわりの人のオ

コラム

ーラフィールドについて、その質や強さに気づけるようになります。

［チャクラを開くフラワーエッセンス］

モンクズフッド　フォーゲットミーノット　クイーンアンズレース

チャクラを活性化する

チャクラを活性化するためには、停滞したエネルギーを刺激し、目詰まりを取ることが大切です。チャクラを活性するためにおすすめのフラワーエッセンスを紹介します。

フラワーエッセンスは、チャクラやオーラフィールドの目詰まりを取ったり、停滞したエネルギーを刺激したりして、チャクラの活性化を助けます。またチャクラが機能するためには、グラウンディングして大地のエネルギーを汲み上げ、流すことが欠かせません。自然の恵みであるフラワーエッセンスには、そのために役立つものが多くあります。

［チャクラを活性化するフラワーエッセンス］

オリーヴ　ワイルドローズ　ナスターシアム　ウイロウ　スターチューリップ

ディアブラッシュ

エピソード2

フラワーエッセンスの作用と使い方

フラワーエッセンスが持つ2つの力

フラワーエッセンスの作用には、いくつかの層があります。1つは、深いレベルのレゾナンス作用です（共振作用ともいう）。元になる植物と、使う人間の性質の間に互いに響くものがあるとき、エッセンスはその人の深い本質的な部分に働きかけ、バランスを取り戻すのを助けます。心の悩みや感情の癒しに取り組んでいる場合には、これがもっとも重要な働きになります。

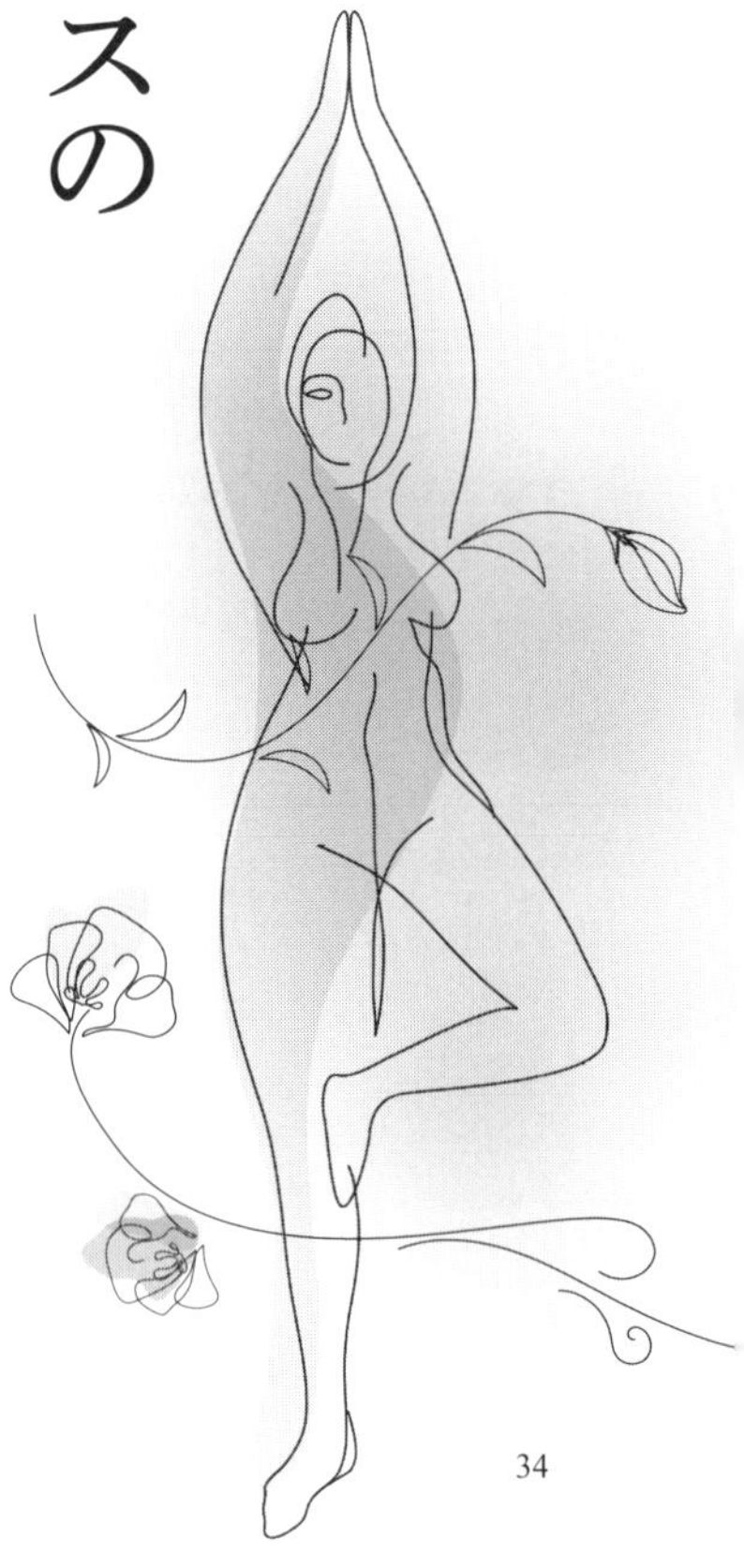

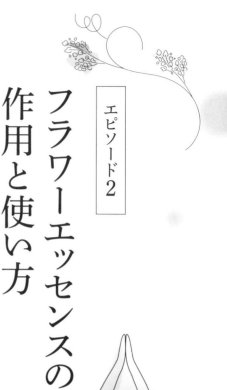

そのためフラワーエッセンスのプラクティショナーは、個々のエッセンスと植物の特徴や性質を熟知し、同時に人間そのものについて学ぶことで、植物と人間の性質の対応関係を見てとれることが望まれます。

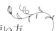

フラワーエッセンスの理解に役立つ形で植物について学ぶには、ゲーテの植物論や、医師でアルケミストでもあったニコラス・カルペパーなどの著作がたいへん役立ちます。FESのエッセンスの定義もカルペパーの研究を反映しています。

もう1つはエネルギーを通しての作用で、共振作用とは別の形で、エッセンスの持つエネルギーが人間のエネルギーフィールド（オーラフィールド）とチャクラに働きかけます。エッセンスの中にはタイプレメディと呼ばれ、対応する性格のタイプが決まっているものがあります。タイプが合うということは、その人とその植物の間で性質が響き合うということです。

すでにフラワーエッセンスを学んでいる人なら、たとえば「ミムルス」や「クレマティス」と言われただけで、あてはまるタイプの人の存在感、行動や悩みのパターンなどが思い浮かぶでしょう。併せて植物についても学んでいれば、ミムルスの花の人目を避けて咲く、繊細で少し恥ずかしそうな顔だちや雰囲気、またクレマティスが高い場所を求めてつるを伸ばし、地面から自分を離すように上へ上へと昇っていく姿が思い浮かびます。

自己の深い部分と響き合うエッセンスを見つけることができると、その植物との間にとても個人的な癒しの関係を経験することができます。逆にこういったエッセンスは、タイプがあてはまらなければ効果が感じられません。

それに対してエネルギーレベルの作用はより普遍的で、すべての人に一定の働きかけをします。スターオブベツレヘム、アンジェリカなどは汎用性の高いエッセンスで、特定のタイプだけではなく、ニーズや状況があてはまれば、誰にでも使えます。スターオブベツレヘムは極度のストレス状況で気持ちを落ち着かせ、あるいは慰めをもたらします。アンジェリカは、「高い力によって、自分が守られている」と感じることが必要なときの心強い助けです。

以上のように、フラワーエッセンスの働きは、主に質的な共振作用とエネルギー的な作用の2つの形で起きます。また、両者の働きを兼ねたエッセンスも多くあります。そういったエッセンスは、状況に応じて誰にでも使えますが、タイプが合えばさらに深いところに届く特徴があります。

本書では、より普遍的なエネルギーの作用を中心に、フラワーエッセンスの使い方を見ていきます。

フラワーエッセンスの使い方「内服と外用」

フラワーエッセンスの使い方にはいろいろな方法があります。一番よく用いられるのは内服です。

花から作られた原液はマザーと呼ばれます。これを一段階、希釈したものが保管用である、ストック・レベル。瓶に入って販売されているのはこのストック・レベルのボトルです。服用するときには、それをもう一段階希釈してドーセイジ（服用）ボトルを作るのが一般的です。

プラクティショナーがクライアントに渡すのも服用ボトルです。これは貴重なストック・エッセンスを節約する意味や、また複数のエッセンスを同時に使う場合に、それらを合わせて一本の服用ボトルに作るといった理由があります。

内服には、服用ボトルから1回2滴を1日4回摂るのが基本です。特別な理由で効果を強めたり、急いで効果を出したい場合には、量ではなく摂る回数を増やします。逆に作用が強過ぎると感じられたら、摂る回数を1日3回、2回、1回と減らします。

エッセンスは外用に用いても優れた効果があり、以下のような使い方があります。この場合、使用するのはストック・レベルです。

①エッセンスを数滴、手のひらに落とし、軽く手をこすり合わせてからあてはまる部分に手をあてる。
②スキンクリームやローションに混ぜて、気になる箇所に塗る。
③オイルに混ぜて全身またはあてはまる箇所をマッサージする。
④お風呂や足湯に入れて使う。

たとえば神経や筋肉に緊張が溜まり、疲労が取れなかったり、身体のこりやかたさなどがあったりする場合、ダンディライオン（タンポポ）のエッセンスが使えます。

肩や腰など特定の箇所のこりや緊張を緩めるには、エッセンスをオイルに混ぜてマッサージしたり、クリームやローションに混ぜて塗ることができます。疲労感がある場合には、エッセンスを入れたオイルで全身をマッサージすると、身体と神経が緩んで滞りが取れ、エネルギーの流れがよくなります。

こりや緊張が慢性の場合や、身体や神経に負担をかけながら忙しく活動するのをやめられないといったパターンがある場合には、合わせてダンディライオンのエッセンスを服用することで、内的な姿勢の変化を促します。

アロマセラピーの精油は化学成分を通して肉体に直接作用しますが、それに比べてフラワーエッセンスのエネルギーは、とても精妙なものです。それでも敏感な人なら、ダンディライオンのエッセンスを服用すると、神経が緩んで少しスローダウンし、内側から緊張が解けていくのがわかります。

すぐに作用を知覚できない場合でも、使い続けることで徐々に変化が起きていきます。この場合は「気がついたら変化が起きていた」という感じです。もちろん内服と外用を組み合わせると、相乗的な効果が得られます。

フラワーエッセンスの使い方

「内服 & 外用」

よく知られるのは内服ですが、 それ以外にも日常にエッセンスを取り入れる方法はたくさんあります。 ここでは内服と外用の方法を紹介します。

【内服】

飲み物に入れる

内服は直接舌に垂らしたり、飲み物に混ぜて使用する。花のエネルギーがじんわり身体に浸透し、心身のバランスを整えてくれる。

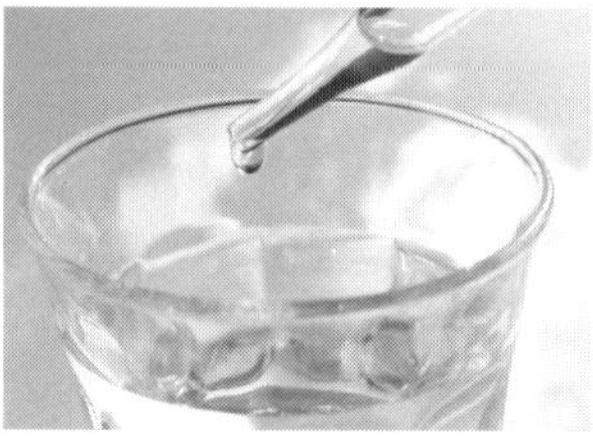

【外用】

1手をあててケア

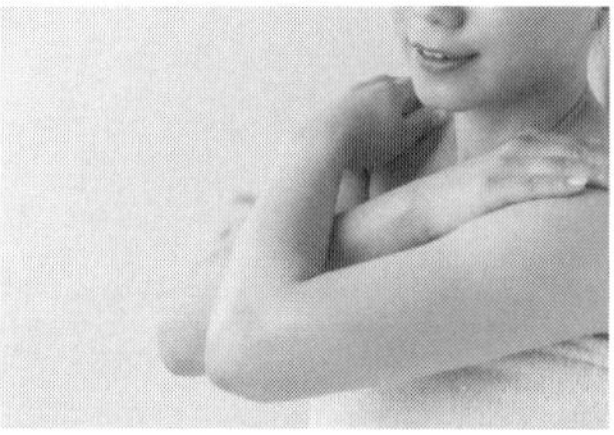

エッセンスを手になじませ、自身の手のぬくもりを肌で感じる。身体だけではなく、エネルギーのこりも流してくれる。

2スキンクリームに混ぜてケア

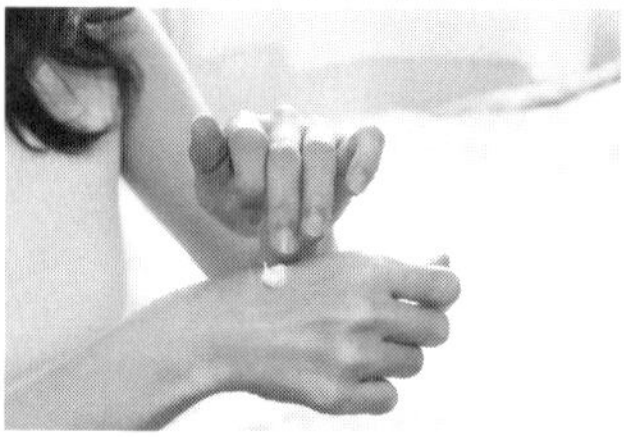

いつもの肌のお手入れにエッセンスをプラス。保湿効果に加え、エッセンスが肌の質を整えてくれる。

3マッサージでケア

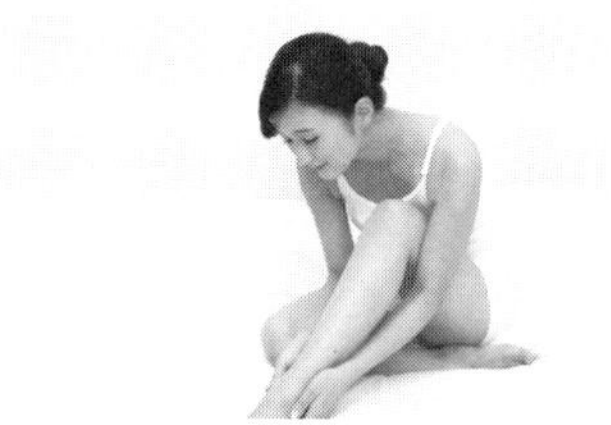

オイルまたはクリーム30gにつき、エッセンスを6～10滴。気になる箇所をマッサージすることで、心身のケアにつながる。

4足湯でケア

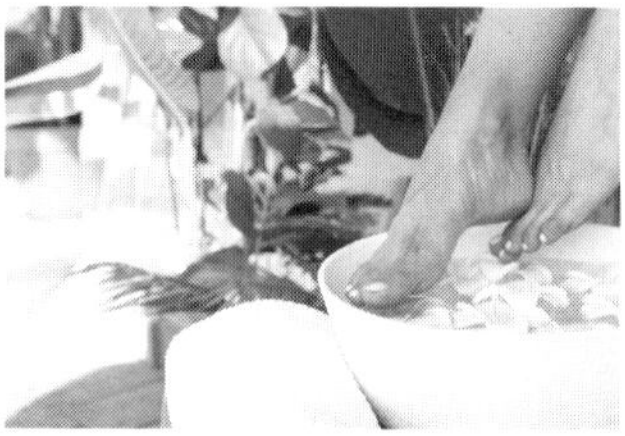

足は全身を支えているため、疲れが溜まりやすい。エッセンス入りの足湯で、1日の疲れを癒すことができる。

フラワーエッセンスで空間を浄化する

エッセンスは空間の浄化にも用いることができます。このためにはミスト（スプレーボトル）が便利です。

適当なサイズのスプレーボトルにミネラルウォーターを入れ、ストック・レベルのエッセンスを何滴か落とします（２００㎖に10滴が目安）。１回で使いきらない場合は冷蔵庫に保存し、１週間より長く保存する場合は、水の量の４分の１をブランデーか焼酎にしてください。

エッセンスに合わせて精油を１、２滴加えることもできます。精油は効果で選ぶこともできますが、ヤロウのエッセンスにヤロウの精油、ラヴェンダーのエッセンスにラヴェンダーの精油など、同じ植物の精油を使うのはシンプルで効果の高い組み合わせです。同じ植物から作られる薬草（ハーブ）、精油、フラワーエッセンスは、中心となる性質は同じで、それを異なるレベルで表現しているので、重ねることで自然に相乗作用が起きます。

フラワーエッセンスの使い方

「空間の浄化」

エッセンスを空間へ振りかけることで、場のエネルギーを浄化する働きがあります。
空間の浄化におすすめのエッセンスを紹介します。

【ペパーミント】

peppermint

停滞感を払う（ミント系の精油と併用できる）

【セージ】

Sage

空間から古いエネルギーを排除して新しいスペースを作る。新しい場所に引っ越したときなどに（セージの精油と併用できる）

【マウンテンペニロイヤル】

Mountain Pennyroyal

自分や他人のネガティブな思考エネルギーがこもっていると感じるときに

【ローズマリー】

Rosemary

有害なものを空間から排除したいときに（ローズマリーの精油と併用できる）

【アンジェリカ】

Angelica

高い力の守護が必要だと感じるときに

【アスペン】

Aspen

部屋の中に何かがいるような気がして不安なときに

【クラブアップル】

Crab apple

もっとも汎用性の高い浄化レメディ。浄化が必要だと感じるが、どのエッセンスを使ったらいいかわからないときに。セッションルームの一般的な浄化にも

フラワーエッセンスを使ったシンプルなセルフヒーリング

フラワーエッセンスはエネルギーと組み合わせることで、その作用をさらに引き出すことができます。そのための最良のツールは自分の「手」です。「手当て」という言葉が治療や癒しと同じ意味で使われるように、手をあてることで身体の癒しや回復を助けるエネルギーが伝わることは、昔から知られてきました。英語でも「laying-on-of-hands（手をあてて癒す）」という伝統があり、これが現代の「ハンズオン・ヒーリング（手をあてて行うヒーリング）」の土台になっています。

マッサージやリフレクソロジーなどに訪れる多くの人も、そういった手技の効果はもちろんですが、同時に無意識のうちに、人間の手を通して伝えられるエネルギーを求めています。こういったセラピストが自分の手を用いて行ういろいろなセラピーにも、フラワーエッセンスの助けを加えることができます。

「セラピストとして仕事をしているけれど、フラワーエッセンスにはなじみがない」という人も、また「フラワーエッセンスは飲用で使ってきた」という人も、セッションに取り入れる前に、まず自分自身でエッセンスのハンズオンを試してみてください。

エッセンスのエネルギーは基本的に穏やかで精妙なものですが、ぴったり合って共振的に作用すると、驚くほどの効果が出ることもあります。特にハンズオンはエッセンスの作用とセラピストのエネルギーの相乗効果で、その揺れ幅が大きいのです。

このへんの機微になじんでおくためにも、まずセルフヒーリングを経験してみることをおすすめします。実際にどんな感じかを自分で経験してみることで、クライアントから「効果が感じられない」と言われたときにも、思わぬ反応があったときにも、その原因を推察しやすくなります。

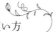

フラワーエッセンスの使い方

「セルフヒーリングのステップ」

準備するものは、そのときの気持ちに合うエッセンスとその花の写真。少し疲れたなと感じるときは、花の力を借りて自身を癒していきましょう。

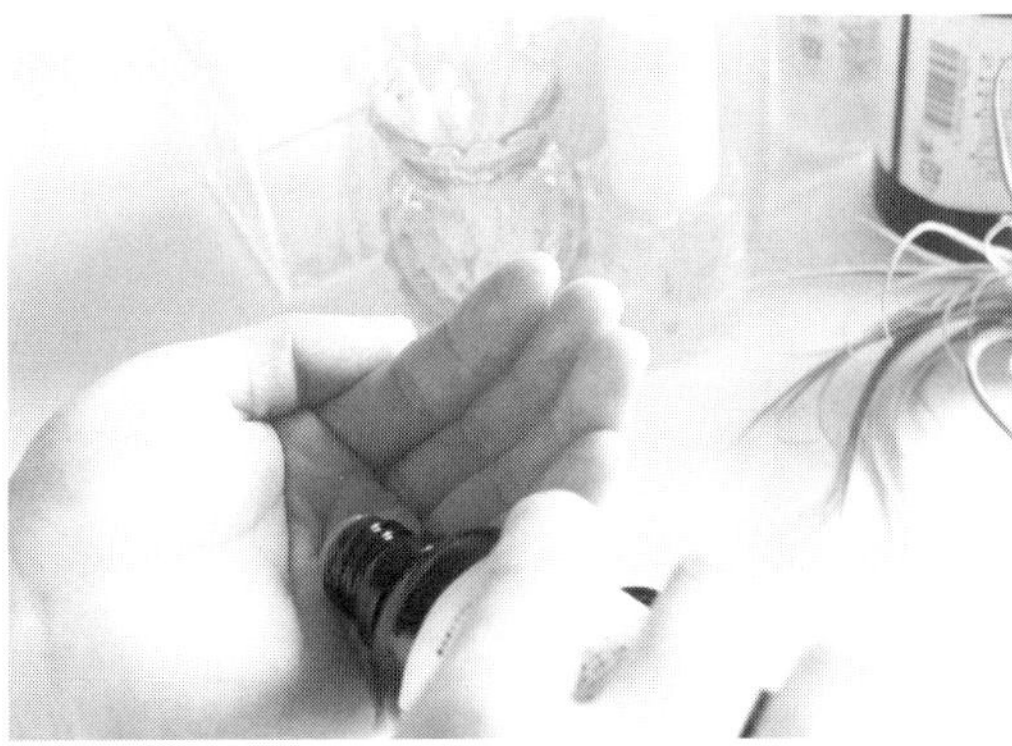

1 エッセンスを数滴、手のひらに落とす。

2 花の写真を見ながら、母なる自然と植物が自分の癒しのために助けを与えてくれることに、感謝の気持ちを感じる。

3 軽く手のひらをこすり合わせて、エッセンスのエネルギーを目覚めさせる。

4 両手を自分のあてたいと感じる場所にそっとあて、エッセンスの質とそれが自分のエネルギーフィールドに伝わっていくのを感じる。

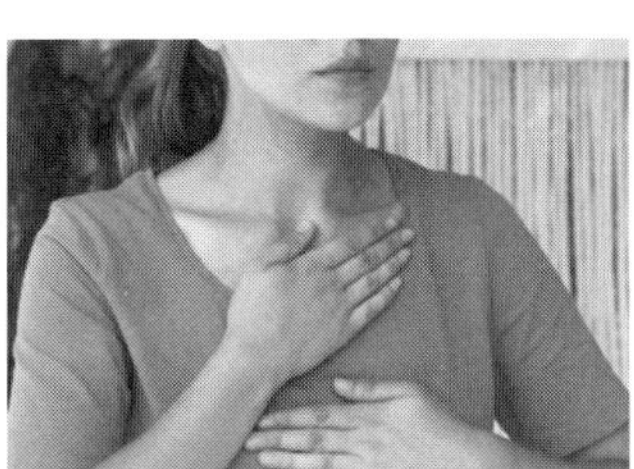

心が疲れたり、身体に痛みを感じたりすると、無意識に手がその箇所に触れる。日々の生活に追われ、本来の自分を見失っているときは、花が持つ力を借りて、心身の苦痛を和らげよう。目には見えないが、確かに存在する花の力。それぞれの花が持つエネルギーは、優しく心に届き、心身を癒してくれるだろう。

エピソード3

第1チャクラとフラワーエッセンス

大地からエネルギーを汲み上げ、元気の源となる第1チャクラ

7つの主要なチャクラは身体の中心線上に沿って並び、それぞれが肉体と心の特定の機能と結びついています。第1チャクラは、足を通して大地から汲み上げられたエネルギーが最初に流れ込む主要なチャクラです。生命力と肉体の活力の源、元気の源となるチャクラです。また両足を通してしっかりと大地に立つことに象徴される、グラウンディングの

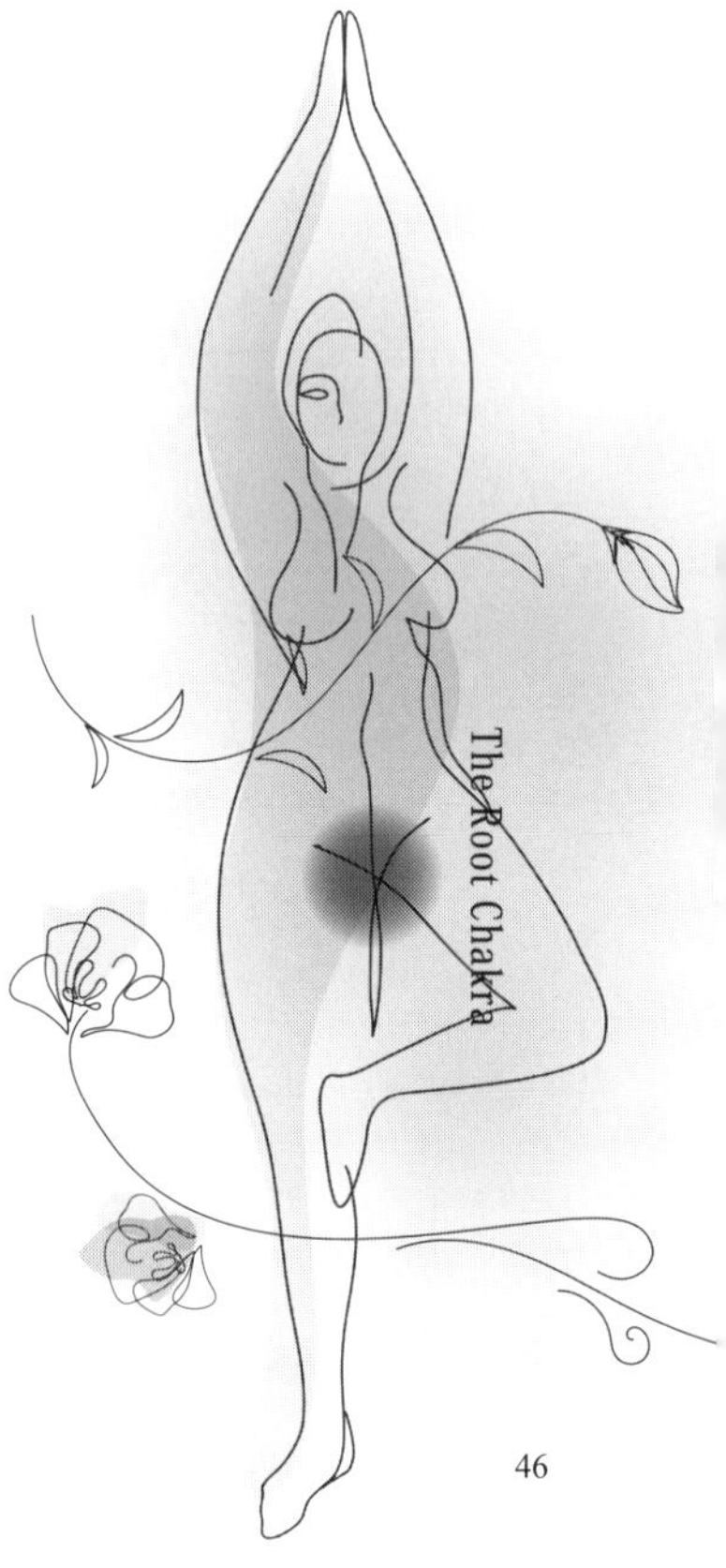

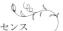

【第１チャクラについて】

英語の名前	ルートチャクラ（根源のチャクラ） ベースチャクラ（土台のチャクラ）
サンスクリット語の名前	ムラダーラチャクラ
位　置	股間（会陰《えいん》）に位置して大地に向く
色	赤
対応するエネルギー体	肉体＋エーテル体ダブル
内分泌腺	生殖腺（卵巣、精巣）
臓器と組織	生殖器、骨髄、血液
身体の部分	足、股間、下腹部
基本の心理機能	肉体の中に生きる意志、生きる喜び
共振する宝石	ルビー
関係性	大地・地球との関係 親・祖父母など血のつながった祖先との関係 自分の肉体との関係

チャクラでもあります。

7つのチャクラはそれぞれ固有の周波数帯域で振動し、それぞれ対応する色があります。第1チャクラの色は「赤」です。エネルギーレベルの赤色と物質レベルの可視光線の赤色は、周波数の帯域は異りますが、性質は同じで互いに共振します。

物質レベルの赤色は第1チャクラを刺激し、その働きを強めます。これは赤色の物体、たとえば衣類などもそうですし、赤色の食べ物もそうです。また目から入る赤色の波長の光にもその働きがあります。

肉体でいえば、第1チャクラは位置的・機能的に生殖器とつながりが強く、また骨髄・血液ともつながっています。そのため、血液が多く含まれる赤色の強い臓器も第1チャクラと結びついています。

その意味では肉体のほとんどの臓器や組織は、量の多少はあれ、第1チャクラからエネルギーを受け取っています。これは大地から汲み上げられるエネルギーが、第1チャクラを通して全身に巡るということです。

第1チャクラが未発達だったり、弱かったりすると、あるいはトラウマなどで機能が損なわれていると、肉体全体の活力が低下します。いわゆる元気がない状態で、気力や持久力も低下します。細胞の再生や修復能力が低下し、傷の治りが遅くなり、老化が早く進みます。また性欲が低下します。

逆に第1チャクラがほかのチャクラに比べて強過ぎると、本能的な自己保存衝動や性的衝動が強くなり過ぎたり、強い怒りを抑えることができなくなったりします。第1チャクラがよく機能していることは肉体の健康を保つために大切ですが、人間として幸せな人生を生きるためには、他のチャクラとのバランスも重要なのです。

情熱あふれる「赤」のエネルギーを受けたエッセンスの持つ力

植物とチャクラの対応関係は複雑で有機的なものです。「赤い花はすべて第1チャクラに対応」ということができれば便利ですが、実際にはそんなにシンプルではありません。この関係には、花の色以外にもいろいろな要素が関わってきます。

ですが、花の色とエッセンスとしての性質が、非常にわかりやすく、第1チャクラに対応していものもあります。

たとえば、強く生き生きとした赤色のジニアの花は、まわりからのストレスによってゆがめられない、生きる力を表現します。ジニアは太陽の光と熱を好み、生命力の強い植物です。花も非常に長持ちするので、ヒャクニチソウという和名がついています。赤い花を近くで見ると、中心部に並ぶ黄色い筒状花が、まるで楽しそうに踊りを踊っているような雰囲気があります。

ジニアのエッセンスは第1チャクラを刺激して大地から取り入れるエネルギーの量を増やし、活力を高めて元気を取り戻させます。また子どもの頃に経験したような、素直で明るい、生きることの喜びや楽しさを思い出させてくれます。大人として背負わなければならない責任の重さや仕事や生活のプレッシャーでエネルギーが低下し、また感情的にも余裕のない状態にあるときに、笑ったり、楽しんだりすることのできる心の余裕や、元気を取り戻させてくれます。「元気」というのは「自分のエネルギー（気）が本来ある状態」ということです。

インディアンペイントブラッシュは、燃える炎のような赤から朱色の花（細かくいうと花を包んでいる萼《がく》）が印象的です。まるで緑の筆に、赤い絵の具をたっぷり含ませたように見え、花の名前の由来になっています。

日当たりのよい場所を好み、太陽とのつながりの強い植物です。また半寄生性で、地面の中でまわりの植物と密な根のネットワークを築き、養分を分けてもらいます。第1チャクラの、特に創造性のパワーに対応し、両足を通して大地とつながり、生命エネルギーを汲み上げ、それを創造活動や自己表現に向けることを助けます。

特にクリエイティブな仕事や活動に従事する人で、活動に打ち込むあまり、自分のエネルギーを全部注いでしまうような使い方をする人。そのためひどく消耗し、疲れてしまい、定期的に活動が止まってしまう。あるいはインスピレーションが枯れてスランプになり、何も生み出せなくなる。そういった場合に、このエッセンスは第1チャクラの機能を刺激し、大地から自分自身の滋養となるエネルギーを汲み上げ、自分を満たすことを教えます。

自分のエネルギーの使い方にムラがあり、そのために何かを長く続けるのが苦手な人。足下を固めずに自分の感覚やインスピレーションで動いてしまい、あとから疲労困憊《こんぱい》するような人にも助けになります。

ポムグラネイト（ザクロ）も太陽を好む木で、鮮やかな赤から朱色の花をつけます。ぎっしりと詰まった赤い宝石のような果実をたくさんつけ、古代から多くの文化で豊饒さと多産の象徴とされてきました。

この花のフラワーエッセンスは、「生み出す力」をバランスされた形で用いるのを助けます。生み出す力とは実際に子どもを産むことだけでなく、創造活動のように何かを創り出すことも含まれます。

特に女性で、自分自身の生み出す力と創造性をどう発揮するか迷っている場合。「子どもか仕事か」といった葛藤を抱えている場合。また女性ホルモンのバランスの乱れや生理不順、更年期の症状などに悩んでいる場合の優れた助けです。

このエッセンスは第1チャクラを穏やかに温め、下腹部の緊張を緩めます。そして、温かで潤いのあるエネルギーが下腹部から全身を巡るよう促して、心身のバランスを整えます。また、ザクロの果汁やハーブティーと合わせて摂ると、相乗的な効果が期待できます。

清楚さの中に隠れるたくましさ強い意志にあふれるワイルドローズ

花の色よりも、植物学的な特徴とエッセンスとしての性質が、第1チャクラの働きと対応するものもあります。わかりやすいのはワイルドローズの仲間です。バックレメディのワイルドローズ（淡いピンク）、FESのカリフォルニア・ワイルドローズ（濃いローズピンク）、アラスカンフラワーエッセンスプロジェクトのプリックリー・ワイルドローズ（和名はオオタカネバラ、濃いローズピンク）、日本のノイバラ（白から淡いピンク）などです。

バラ科の植物の特徴の1つは、地面に深く根を下ろすことです。その中でもワイルドローズ（イヌバラ）の仲間は、一度植えたら植え直しができないぐらい、大地に深く根を張り、自分自身を安定させます。そして、トゲのある枝をからめて強固な薮を形成し、地面を覆いながら広がっていきます。日当たりのよい場所を好み、太陽とのつながりも強い植物です。

ワイルドローズの花は清楚で美しいですが、植物としての性質は生命力にあふれ、たくましく、第1チャクラの機能である大地とのつながりや、この世界に生きようとする強い意志とよく対応しています。

ワイルドローズの仲間のエッセンスはいずれも、人生についてあきらめてしまっていたり、生きることへの気力が失われている場合の助けになります。

第1チャクラの基本的な機能は「生きる意志」です。その機能が弱ったり、抑圧されていたりすると、「もうどうでもいい」「動きたくない、何もしたくない」「生きていくのがめんどうくさい」といった気分に陥ります。これは大地から生命エネルギーを汲み上げる力が低下して、気力の落ちている状態です。「気力」とはエネルギーの力です。

そのようなときにワイルドローズのエッセンスは、第1チャクラの機能を目覚めさせ、大地に根を張ってエネルギーを受け取る力を強めます。第1チャクラの機能が上向き、生命エネルギーが充実し始めると、自然に生きる気力が回復し、滞っていた病気やけがの回復も再開されます。

花色が濃いローズピンクのカリフォルニア・ワイルドローズやプリックリー・ワイルドローズでは、大地のエネルギーを第1チャクラからさらにハートの第4チャクラに届かせ、人生を生きるための情熱へと変容させます。

ワイルドローズの力を借りて、大地とつながり、本来の自分へ

これらのエッセンスはいずれも、長期の心理療法やフラワーエッセンス療法、著者の提唱するアルケミー・プラクティスなどを通して、第1チャクラのテーマと取り組むことで深い効果を発揮しますが、そのエネルギーの性質に注目した使い方もできます。基本的には、足を通して「大地とのつながり」を強めるためのサポートに使います。

たとえば、ロルフィングやマッサージ療法であれば、足を集中的にケアするセッションで、ワイルドローズのエッセンスを数滴手に取って、すり合わせてから作業をすると、グラウンディングの効果を高めます。足を扱うリフレクソロジーにも合います。特にワイルドローズの仲間は、誰にでも使える汎用性の高いエッセンスです。

また、ボディワークでなくとも、セッションの始めや終わりに、エッセンスを数滴手に取り、すり合わせ、足や足首のまわりをふわふわと包むようにすると、エッセンスの効果をエネルギーフィールドにしみ込ませることができます。

いずれもクライアントへのセッションで使う場合は、使用するエッセンスについて、あらかじめそのエッセンスの性質や働きについて理解しておくと、思わぬ反応があった場合にも対応しやすくなります。

グラウンディングのエッセンスはセルフヒーリングにももちろん使えます。59ページの手順のほか、足湯にエッセンスを入れて浸かるのもおすすめです。

第1チャクラに対応している代表的なフラワー

●ポムグラネイト

第1チャクラの持つ創造力を、バランスされた形で用いるのを助けます。また第1チャクラを穏やかに温めて下腹部の緊張を緩め、温かで潤いのあるエネルギーを腹部から全身に巡らせ、心身のバランスを整えます。

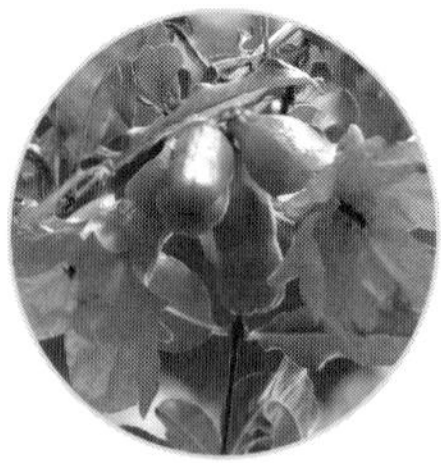

●インディアンペイントブラッシュ

第1チャクラのクリエイティブな活動力に対応します。特に活動にむらのあるタイプに対して、グラウンディングを強めて生命エネルギーの流れをよくし、安定して創作活動や自己表現に向かうことを助けます。

●ジニア

第1チャクラを刺激して大地から取り入れるエネルギーの量を増やし、活力を高めて元気を取り戻させます。子どもの頃に経験したような、素直で明るい、生きることの喜びや楽しさを思い出させてくれます。

●ワイルドローズ

人生についてあきらめてしまったり、生きることへの気力が失われてしまった場合の汎用レメディ。第1チャクラの働きを目覚めさせて大地とのつながりを強め、生きる意志を刺激して人生への興味を取り戻させてくれます。

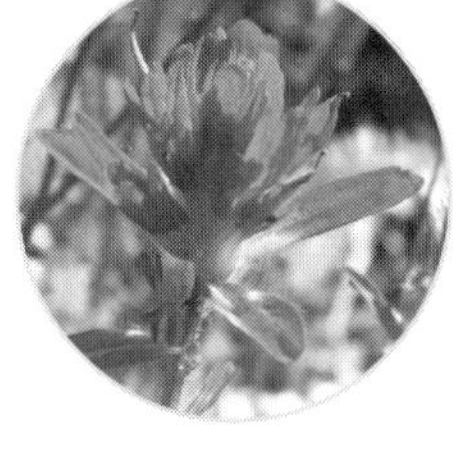

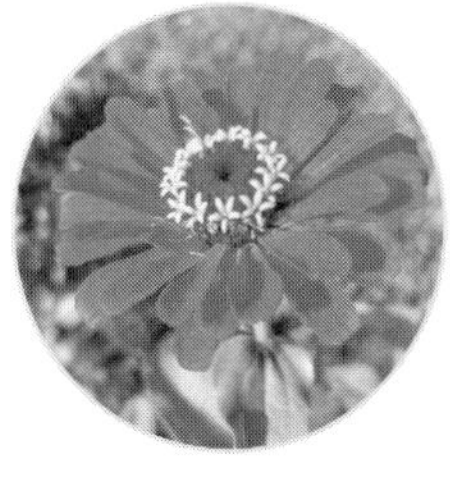

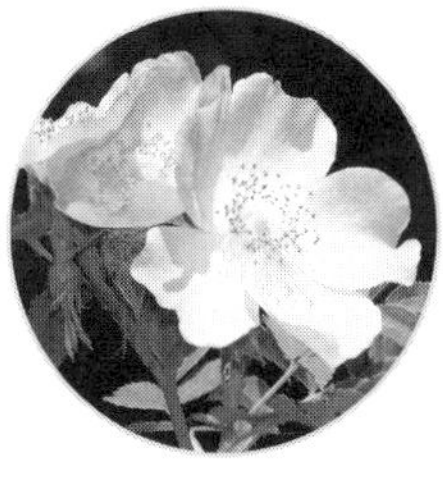

●ノイバラ

ワイルドローズと同じように、生きる気力が低下しているときのレメディ。大地と自然の豊かさを感じる力を強め、人生を生きる意志や気力を取り戻させてくれます。

●カリフォルニア・ワイルドローズ

仕事への意欲や、やる気が低下しているときのレメディ。第1チャクラと同時に第4チャクラにも働きかけて、ハートの熱を能動的に刺激し、人生や仕事への意欲と情熱を呼び覚まします。

●プリックリー・ワイルドローズ

特に難しい状況や逆境の中で、人生をあきらめたり、無気力を感じたりするときに。足下から自分を支えてくれる大地とのつながりを思い出し、人生への信頼を取り戻すのを助けます。

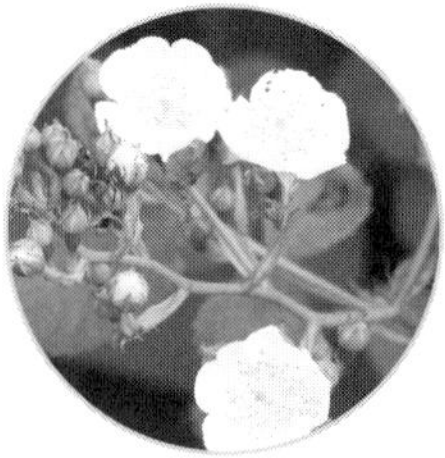

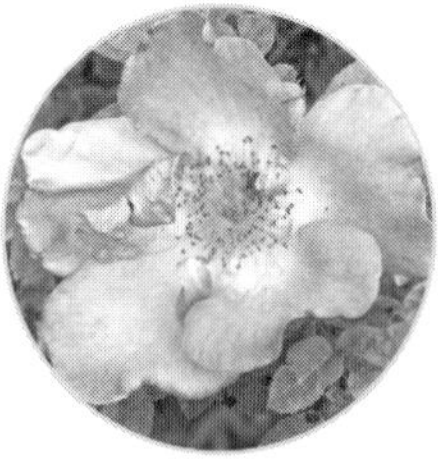

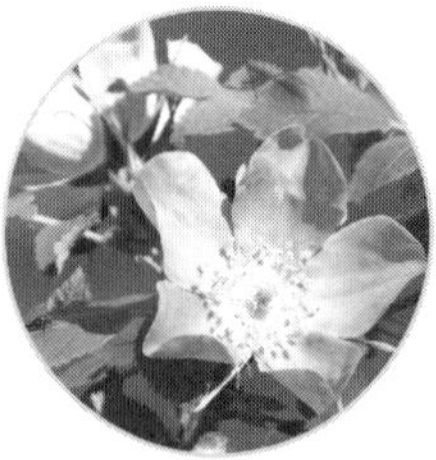

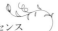

セルフヒーリングのステップ

「グラウンディング」

準備するものは、ワイルドローズ（またはカリフォルニア・ワイルドローズ、プリックリー・ワイルドローズ、ノイバラ）のエッセンスとその花の写真。大地のエネルギーが足りないと感じるときは、花の力を借りて、グラウンディングし、自身を癒していきましょう。

1 エッセンスを数滴、手のひらに落とす。

2 花の写真を見ながら、自分が大地とつながるために、母なる自然と植物が助けを与えてくれることに感謝の気持ちを感じる。

3 軽く手のひらをこすり合わせて、エッセンスのエネルギーを目覚めさせる。

4 両手でまず左の足首を包み、エッセンスが自分の足とエネルギーフィールドにしみ込むのを感じる。次に右足首でも同じようにする。

5 両足の裏を床または地面につけて、自分の足と大地のつながりが増していることを感じる。

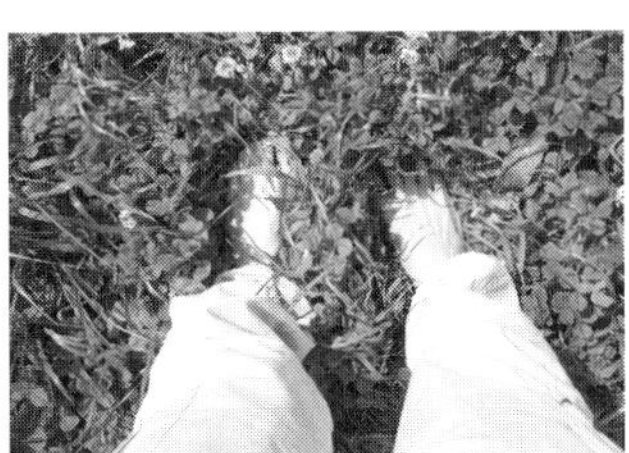

このセルフヒーリングのステップを自分で経験してみてから、セッションに応用してください。

エピソード4

第2チャクラとフラワーエッセンス

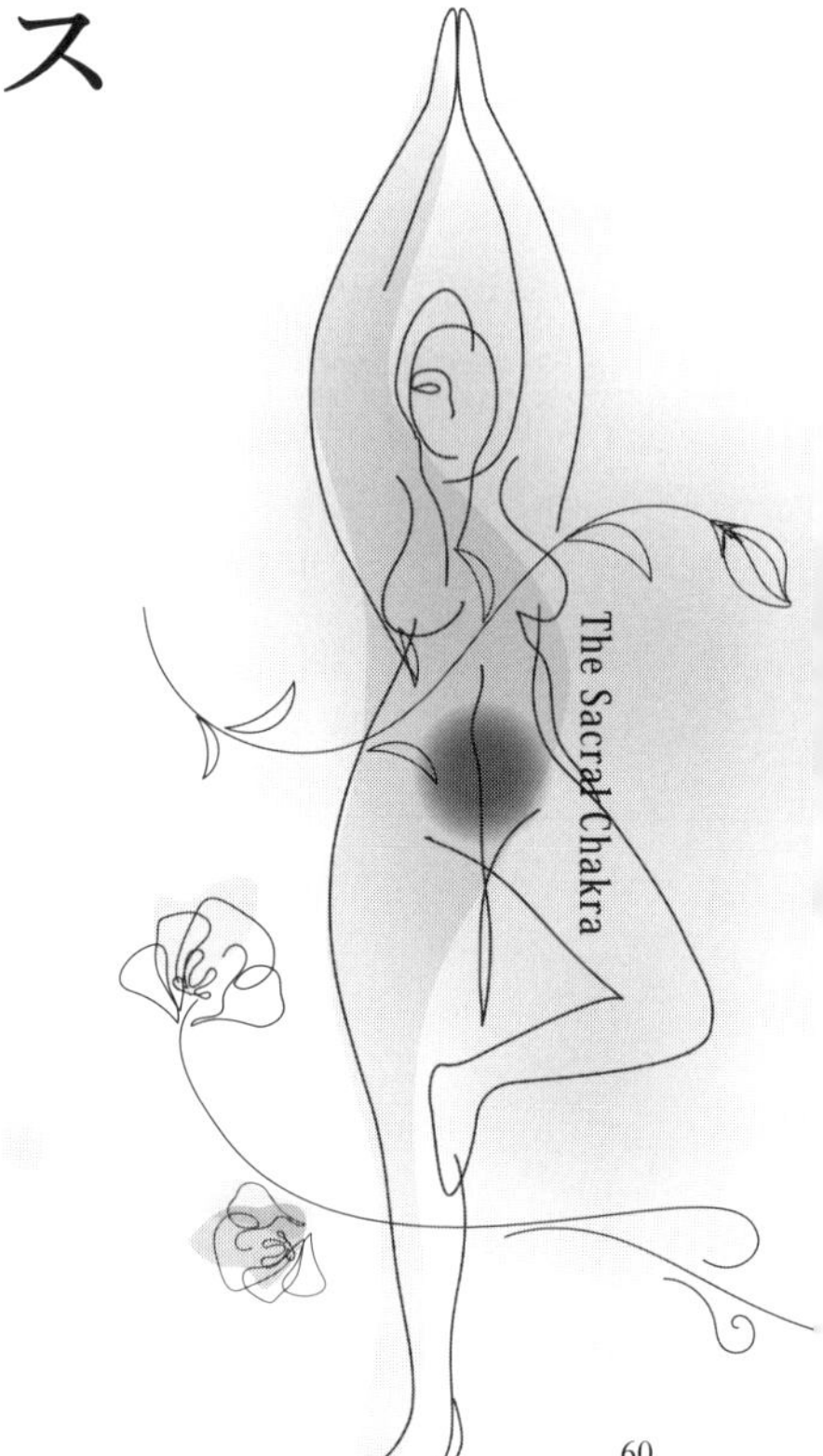

感情機能の土台となる第2チャクラの働き

7つの主要なチャクラは身体の中心線上に沿って並び、それぞれが肉体や心の特定の機能と結びついています。その中で感情に関係するチャクラは、自己感情と結びついた第2チャクラと、対人感情と結びついた第4チャクラとなります。

第2チャクラの自己感情は、自分自身について感じる能力、つまり「自分が好き、嫌い」といった感情と、「うれしい」「楽しい」「いやだ」「いらいらする」などの感情を抱く能力

【第2チャクラについて】

英語の名前	セイクラルチャクラ （仙骨に位置するチャクラ）
サンスクリット語の名前	スワディシュターナチャクラ
位　置	へその上（かつてへその緒で母親とつながっていた箇所）
色	オレンジ
対応するエネルギー体	感情体
内分泌腺	小腸のパイエル板
臓器と組織	腸、リンパ系、脾臓
身体の部分	腹部（腸のあるあたり）
基本の心理機能	自分の感情を感じる 自分と他人の違いを感じる
共振する宝石	アクアマリン
関係性	自分との感情的な関係 自分の感情的ニーズを満たしてくれる相手との関係

と関係します。これは自分と自分以外のものを区別することに関係しています。

第4チャクラは対人感情、つまり自分以外の人間や生き物に対する感情、相手の立場になって感じる能力、そして他の人間や生き物と関係を結ぶことに関係しています。

健康で幸せな感情生活を送るためにはどちらも重要ですが、チャクラ・システムの構造からも、発達心理学的なしくみからも、第2チャクラの機能のほうが第4チャクラの機能より先に発達し、したがって感情機能の土台になります。


エネルギーの流れでは、大地のエネルギーは足を通して第1チャクラに流れ込み、赤の周波数に調節され、肉体を支えるエネルギーとして全身に巡ります。この赤のエネルギーの一部は第2チャクラに上り、オレンジの周波数帯域に変換されます。

第2チャクラは自分自身を感じ、それによって自分とそれ以外のものを区別する働きを持っています。肉体でいえば免疫に相当します。

免疫が機能するためには、まず自分自身と、外部から入ってきた自分ではないもの（異物）を区別できることが必要です。それによって、病原菌やウイルスなどの有害な異物が入ってきたときに、見分けて排除することができます。さらに一度遭遇した有害な異物の特徴を記憶して、次に同じものが侵入してきたときには、迅速《じんそく》に対応することが可能になります。

ポイントになるのは、しっかりとした「自己」の感覚と、自分と自分以外のものとを区別する力です。自己の感覚があいまいだと、異物を見分けたり、排除したりする力が弱い、つまり免疫が弱い状態となります。また「自己」の一部を異物と勘違いしてしまうと、自分で自分を攻撃する自己免疫疾患の状態になります。また異物であっても、有害ではないものにまで過剰に反応すると、花粉症やアレルギーにつながります。

免疫が自分と自分でないものを区別して自分を守るように、第2チャクラは心理面では「自己」をすべての中心に置いて、自分と他人を区別し、自己の境界（バウンダリー）を維持することを支えます。

第2チャクラが未発達で弱かったり、あるいは慢性・急性のトラウマなどで機能が損なわれていたりすると、「自己」の感覚があいまいになります。自分と相手やまわりの世界との区別があいまいなので、不健全な形で他人と同一化したり、他人が自己の境界を越えて侵入したりすることを許してしまいます。

自分の感情と他人の感情を区別できず、他人の感情を自分の感情と混同します。この状態では、自分が本当は何を望んでいるのかがわかりません。また他人の自分に対する感情反応をするかによって、自分の価値を依存するようになります。これらは対人関係における、さまざまな機能不全の大きな原因になります。

他方で第2チャクラが他のチャクラに比べて強過ぎると、非常に自己中心的な状態になります。自分の感情ですべてを決め、他人の気持ちがわからず、まわりを振り回します。しかし第2チャクラが弱いと自分の気持ちやニーズを前に出せず、他の人にいいように利用される「おひとよし」状態になります。

第2チャクラが与える自己中心性は、肉体の健康にも健全な感情生活にも欠かせないものです。ただそれが、他のチャクラとバランスがとれている必要があります。

共振作用を持つ「オレンジ」のエネルギーを受けた花

第2チャクラの色は「オレンジ」で、この色は共振作用を通して第2チャクラの働きを刺激します。これは衣類でも、ニンジンやオレンジなどの食べ物でもそうです。目から入るオレンジの波長の光にも同じ働きがあり、オレンジの花にも第2チャクラへの刺激効果があります。

ただし、植物とチャクラの対応関係は複雑で有機的なものであるため、花の色以外にもいろいろな要素が加わります。

オレンジの花の色とエッセンスとしての性質が、わかりやすく第2チャクラに対応するものもあります。たとえば「小さな太陽」と呼ばれる、つややかなオレンジの花を咲かせるカレンデュラ。この花は、古代から薬草として肌の保護やスキンケア、傷や火傷、皮膚病の治療に用いられてきました。肌は肉体の境界（バウンダリー）であり、薬草としてのカレンデュラはその境界を強め、守る働きをします。

たっぷりのカロチンが含まれる生き生きとしたオレンジ色の花からは、第2チャクラのチャージ効果も得られます。カレンデュラのエッセンスは、自己感情を強めることで心理的な自己の境界を安定させ、エネルギーレベルでバウンダリーを守るのを助けます。カレンデュラのハーブティーを飲んだり、花を浸けたオイルでマッサージをしたりするのも相乗効果があります。

ナスターシアム（ナスタチウム）は南米原産の植物で、伝統的に傷の手当てに使われてきました。成分には殺菌や抗ウイルス作用があります。花の色は強いオレンジ、赤、黄色などの暖色系で、食用植物の中でも最大量のルテインを含みます。

ナスターシアムのエッセンスは第1チャクラと第2チャクラを刺激し、肉体の活力と感情エネルギーの流れを豊かにします。特に頭で考え過ぎたり、感情が乾いてしまったりしているようなときに、第2チャクラを潤して流れを作ります。また、自己感情が抑圧され、そのために免疫が低下している場合にも回復を助けます。

最近は食用花としてよく見かけるので、花をサラダなどにして食べると相乗効果が期待できます。

トランペットヴァインは丈夫なつる植物です。トランペット形の赤みがかったオレンジ色の花を大量に咲かせ、蜜をたくさん作って鳥や昆虫を集めます。親種のノウゼンカズラは薬草で、血液を浄化して生理の滞りを取るのに使われます。

トランペットヴァインのエッセンスは、第1チャクラの生命エネルギーと第2チャクラの感情エネルギーの流れを強め、それを喉につなげます。声や言葉に健全な自己感情の力が加わり、人前で話すことへの苦手意識を克服するのを助けます。

また花の色に関係なく、エッセンスとしての性質が第2チャクラの機能を助けるものもあります。

クイーンアンズレースは野生のニンジンで、しっかりとした根を大地に深く下ろします。非常に小さな白い花が集まり、白いレース状の丸く平たい傘を作ります。光への感受性を高める作用が強く、葉を大量に食べると光毒性を起こすほどです。

クイーンアンズレースのエッセンスは、第2チャクラをグラウンディングさせ、光に対する感受性のバランスをとることで、物質レベルでもエネルギーのレベルでも「光を見る力」を安定させます。

ニンジンは肉体の目の網膜の機能を保つのに必要なカロチンを多く含みますが、クイーンアンズレースのエッセンスは、エネルギーのレベルで「見る」力を支えます。

ブラックコホーシュは森や林のやや暗い場所に生え、長い黒紫の茎の先に、非常にたくさんの密集した小さな白い花をつけます。アメリカ先住部族は、その根を血液を浄化する薬草として長く用いてきました。陣痛や重い生理痛などの、子宮の筋肉がぎゅっと搾られるような痛みを緩めて和らげます。

ブラックコホーシュのエッセンスには、はっきりとしたアーキタイプ（原型）があります。このタイプの人が用いると深いレベルでの変容プロセスにつながる、たいへんパワフルなエッセンスです。

他方でブラックコホーシュのエネルギーメディスンとしての性質に注目すると、その汎用的な作用として、女性で下腹部に強いエネルギーの停滞がある場合に、それを流すことができます。服用以外に、オイルやクリームなどに混ぜて塗布すると、相乗効果が得られます。

汎用《はんよう》性が高く、日々の生活に取り入れやすいエッセンス

第2チャクラに作用するエッセンスは、これ以外にもたくさんあります。しかし長くこり固まっていた感情が流れ始めると、予期せずに苦痛な感情や記憶が浮上することもあります。そういった深いプロセスにつながりがちなエッセンスは、ここではあえてあげていません。

そのようなエッセンスを使って感情の癒しを得たい場合には、長期の心理療法やフラワーエッセンス療法、著者の提唱するアルケミー・プラクティスなどのサポートを併用する

ことをおすすめします。ここでは汎用性が高く、セルフヒーリングにも使いやすいエッセンスを選んでいます。

カレンデュラやナスターシアムは、第2チャクラを潤し、活力を与えるために。トランペットヴァインは第2チャクラに活力を与え、感情のパワーを喉につなげるために。クイーンアンズレースは第2チャクラを大地にグラウンディングし、バランスをとらせ、「見る」力を整えるために。ブラックコホーシュは下腹部のブロックを緩め、エネルギーを流れ出させるために。セラピーの場での応用としては、このような効果をベースに考えてください。

マッサージなど身体に触れるボディワークのセッションでは、エッセンスを数滴手にとってすり合わせ、お腹に軽く手をあてるか、オイルなどに混ぜて塗ります。

身体に触れないセラピーの場合は、エッセンスを数滴手にとってすり合わせ、腹部のあたりでエネルギーフィールドを（身体から10～15cmほどの高さで）なでるようにして、エッセンスをしみ込ませます。

第2チャクラに対応している代表的なフラワー

●トランペットヴァイン

第1チャクラの生命エネルギーと第2チャクラの感情エネルギーの流れを強め、それをのどにつなげます。声や言葉に自己感情の力を加えて、人前で話すことへの苦手意識を克服するのを助けてくれます。

●ナスターシアム

第1、第2のチャクラを刺激し、肉体の活力と感情エネルギーの流れを豊かにします。特に頭で考え過ぎたり、感情が乾いてしまっているようなときに、第2チャクラを潤してみずみずしい流れを作ります。

●カレンデュラ

明るいオレンジ色で第2チャクラをチャージします。自己感情を

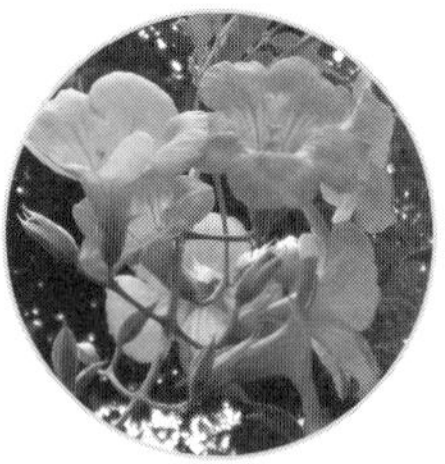

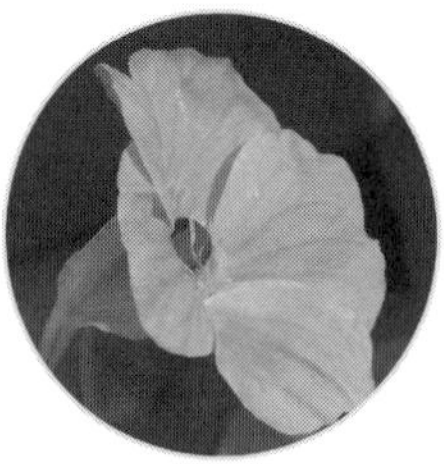

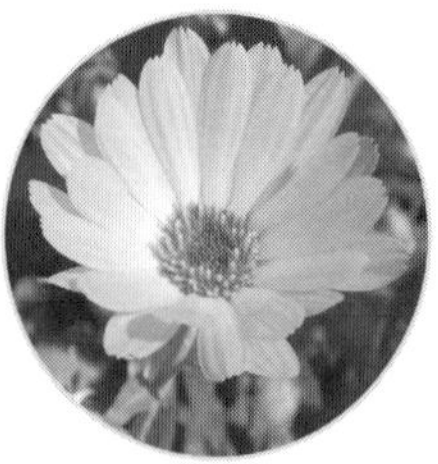

強めることで心理的な自己の境界を安定させ、エネルギーのレベルでバウンダリを守るのを助けてくれます。

●クイーンアンズレース

第2チャクラをグラウンディングさせ、光に対する感受性をバランスさせます。物質レベルでもエネルギーのレベルでも「光を見る力」を安定させてくれます。

●ブラックコホーシュ

女性で下腹部に強いエネルギーの停滞があり、生理のときなどに絞るような痛みがある場合に、緊張を流して痛みを和らげます。服用と合わせてオイルやクリームにまぜて塗布すると効果的です。

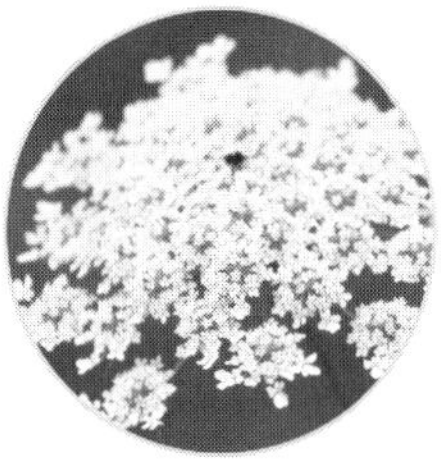

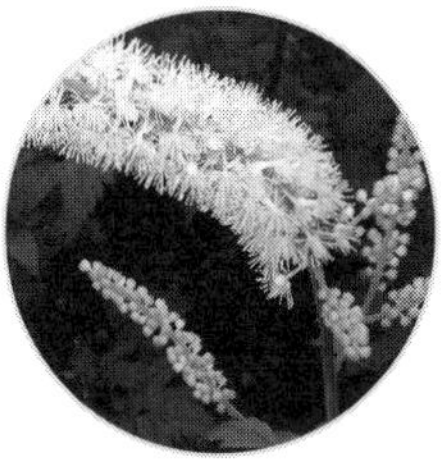

セルフヒーリングのステップ

「第2チャクラの働きを助ける」

準備するものは、 カレンデュラかナスターシアムのエッセンスとその花の写真。
花の力を借りて、 自身を癒していきましょう。

1 花の写真を見ながら、自分のヒーリングのために、母なる自然と植物が助けを与えてくれることに感謝の気持ちを抱く。

2 両足の裏を床または地面につけて、大地からの支えを意識する。

3 エッセンスを数滴、手のひらに落とす。

4 軽く手のひらをこすり合わせて、エッセンスのエネルギーを目覚めさせる。

5 両手を自分のお腹にあて、エッセンスが自分の身体とエネルギーフィールドにしみ込むのを感じる。

6 滞っていたエネルギーが動き出すのを感じる。もし感情が湧いてきたら、それを感じ、そのまま流れるのを許す。

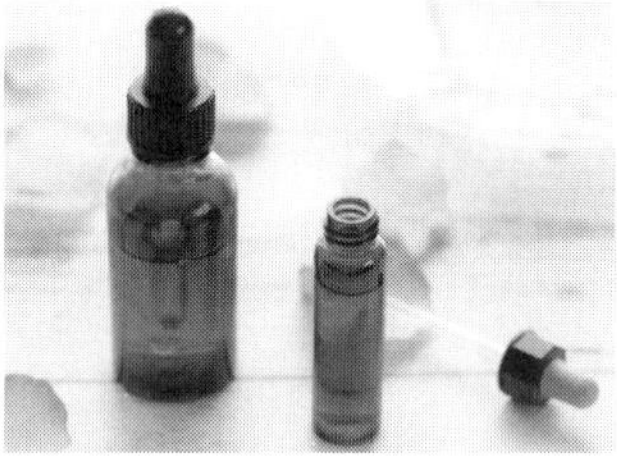

このセルフヒーリングのステップを自分で経験してみてから、セッションに応用してください。

エピソード5

第3チャクラとフラワーエッセンス

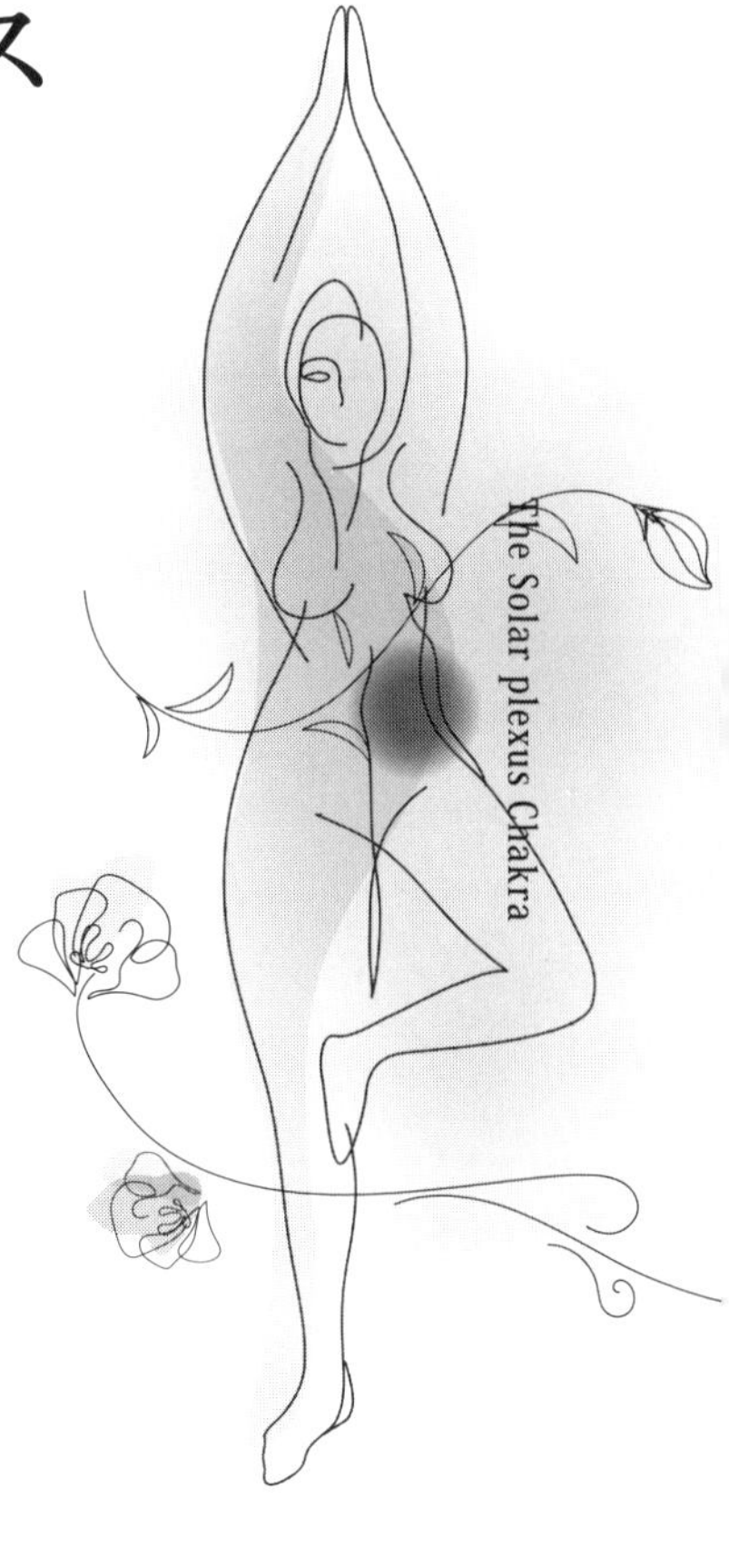

外の世界とのつながりを見る第3チャクラの働き

ここで取り上げるのは、第3チャクラです。7つの主要なチャクラはいずれも肉体と心の特定の機能と結びついています。第3チャクラは、心の機能としては、分類・分析・判断など、考えや意見を形成することに関係します。

第1チャクラは肉体の感覚と本能的な反応、第2チャクラは自分を中心にした個人的な感情に関係するのに対して、第3チャクラは、まわりの人間と関わり合いながら、社会のルールを学び、それに対して「これはよい」「これは悪い」「こうするべき」「してはいけない」といった判断をします。

また、第1チャクラは自分の肉体だけを見ており、第2チャクラは自分の感情だけを見ていますが、第3チャクラは外の世界を見ています。

第1チャクラの本能的な反応をそのまま行動に移していては、社会では生きていくことはできませんし、第2チャクラの純粋に自己中心的な感情をまわりにぶつけることも、他の人間や社会との関係性の維持を難しくさせます。

それに対して第3チャクラは、親や身のまわりの人々と関わりながら、どうやったら自分が受け入れてもらえるか……まわりの世界とうまくつき合い、どうしたら欲しいものや必要なものを与えてもらうことができるかを考えます。

発達心理学的には、第2チャクラの発育時期にある子どもは、自分の欲しいものを絶対に譲らず、待つこともできず、手を伸ばすのみです。ですが、第3チャクラが発達し始めると、我慢したり、分け合ったり、譲ったりすることを学びます。つまり、第3チャクラは、まわりの世界と自分をつなぐインターフェイスとしての自我の座でもあるのです。

【第3チャクラについて】

英語の名前	ソーラープレクサスチャクラ （太陽神経叢のチャクラ）
サンスクリット語の名前	マニプーラチャクラ
位　置	太陽神経叢（みぞおちのあたり）
色	黄色
対応するエネルギー体	メンタル体
内分泌腺	副腎、すい臓
臓器と組織	胃、腎臓、すい臓
身体の部分	腹部（胃のあたり）
基本の心理機能	分類・分析する、考える 意見を形成する
共振する宝石	トパーズ、ペリドット
関係性	立場や役割を通しての関係や義務による関係 知識を与えたり、意見を交換したり、自分の知的ニーズを満たしてくれる相手との関係

健全な自己価値を育てるには、第2チャクラが充実することが大切ですが、第2チャクラが強過ぎて第3チャクラが弱いと、自己中心的になり、集団のルールに従えず、社会でうまく機能できません。

第3チャクラにとって、社会における自分の立場や役割、責任は重要です。第3チャクラが発達している人は、他人の目に映る自分の姿を非常に気にし、また役割を果たしたい（果たさなければならない）という気持ちも強いのです。そのため、責任感もありますが、責任を背負い過ぎてストレスの多い状況に自分を追い込んだり、無理に役割を果たそうとして感情を抑圧したりすることもあります。

また、第3チャクラは、左脳的な知性の働きや頭の回転の速さと結びついています。ですから、第3チャクラの発達している人は、仕事のできる人です。やるべきことを理解して、責任を持って完了します。時間も規則もよく守ります。

第3チャクラに比べて、第2チャクラが優勢な人は、自分の気持ちを優先し、決まりやルール、時間を守ることを重要だと感じません。他人の目に自分がどう映るかも気にしません。第3チャクラは意見を形成するチャクラでもあるので、それを見て「よくない」と決めつけたり、いら立ったりします。

発達し過ぎた第3チャクラは、頭で考えて何が正しいかを決め、すべてのことに「こうあるべき」という意見を持ち、他のチャクラの働きを押さえつけます。また、しばしば社会的な立場や仕事上の役割を優先して、自分の正直な感情を抑圧します。

しかし、それは心の深い部分での葛藤につながり、さまざまな心や身体の不調につながることが多いのです。現代社会のストレスの多くは第3チャクラに関係しています。肉体では第3チャクラは胃と結びついており、第3チャクラのストレスはそのまま胃の不調につながります。内分泌腺では副腎に対応し、交感神経の働きに結びついています。常に精神的なプレッシャーのかかる生活は、第3チャクラを疲弊させ、対応する臓器を過剰に働かせたり、機能を低下させたりします。

動きをもたらす「黄色」のエネルギーを受けた花

第3チャクラに対応する色は「黄色」です。光をあて、動きをもたらす色です。植物とチャクラの対応関係は有機的なもので、花の色以外にもいろいろな要素が関わりますが、その中でも花の色とエッセンスの性質が、わかりやすく第3チャクラに対応するものもあります。

アグリモニーは、明るい黄色の小さな花が、すらりとした茎の先に並んで花穂をつくります。伝統的な薬草で、身体を温めて緩め、気持ちを穏やかにし、リラックスさせる、寝つきをサポートしてくれるといった作用があります。

エッセンスとしてのアグリモニーは、エドワード・バックの12のタイプレメディの1つです。アグリモニーのタイプは基本的に明るく穏やかで、揉めごとや争いを嫌います。また他人の目に自分がどう映るかを、とても気にします。自分の辛さや悩みを見せてしまうと他人の負担になると思い、それを笑顔の仮面の裏に隠します。まわりからは「いつも明るくてつき合いやすい人」と思われているのですが、本人は内的な葛藤を隠して耐えていたり、葛藤を無意識のレベルに抑圧したりしています。このストレスがお酒や睡眠薬への依存につながることもあります。

アグリモニーのエッセンスは、自分自身に正直になり、自分の人間的な感情を受け入れることを助けます。人間的な感情とは、ポジティブなものもネガティブなものも含めた、ありのままの感情です。それによって抑圧してきた感情が流れ始めるのを助けます。
エネルギー的には、第3チャクラの重荷を軽くして、エネルギーが第2チャクラから第4チャクラ（ハートチャクラ）に流れるのを助けます。抑圧されているものを緩めて流す作用があり、停滞したエネルギーを動かすのに役立ちます。

サンフラワーの花は、オレンジの中心部を濃い黄色の花びらがとり囲み、名前のとおり、太陽を思わせる顔立ちです。背の高さもあいまって、安定した自信と自己肯定感を連想させます。
この花のエッセンスは、第3チャクラの機能を整え、第2チャクラの自己感情と第3チャクラの社会性のバランスをとってくれます。自信のない人や自己卑下をするタイプには健全な自己価値を感じるのを助け、逆に自信があり過ぎて傲慢なタイプには、それを控えてバランスをとることを教えます。

ディルは、暑い気候で育つ香りの高い植物で、古くからスパイスとして使われてきました。さわやかな黄色の小さな花が丸い形にまとまります。葉には独特の匂いがあり、食欲低下と消化不良によい薬草です。精油は味覚神経を刺激して唾液や胃液の分泌を促します。エネルギー的にも第3チャクラを刺激し、胃の機能を活発にします。

薬草としての長い歴史を持つ植物からフラワーエッセンスを作ると、その作用は多くの場合、物質レベルの薬草の作用をエネルギーレベルで反映したものになります。

薬草としてのディルは、消化不良を解消します。エッセンスとしてのディルは、外部からの刺激や情報などの過剰なインプットで、知的、精神的な消化不良になっている場合にそれを解消させます。そして自分が取り入れたいものだけを選び、吸収する余裕を与えてくれます。

ダンディライオンは、古くから薬草として、食欲増進、健胃、肝機能の向上に用いられてきました。

肉体の限界を無視して働いたり、落ち着いて休む暇もないような生活をしたりしていると、神経が慢性の緊張状態になり、エネルギーの流れが滞ります。筋肉も緊張して慢性のこりや疲れにつながります。ダンディライオンのエッセンスは、これらのかたさを解きほぐし、エネルギーが自然に流れ出すのを助けます。

筋肉に強い緊張がある場合の汎用レメディとしてよく使われ、マッサージオイルやスキンローションに混ぜたり、そのまま塗布したり、または、お風呂に入れたりなどの使い方ができます。

頭のまわり、胃に抱えた不調を和らげてくれるエッセンス

以上は第3チャクラに対応する黄色の花ですが、花の色に関係なく、エッセンスとしての性質が第3チャクラの機能を助けるものも多くあります。

キャモミールは、すぐにそれとわかる独特の香りがあります。温め、和らげ、緩めて不要なものを流す作用があり、胃や腸の不調、頭痛、不眠などに用いられる薬草です。気持ちを静めて寝つきをよくするので、就寝前のハーブティーとしてもよく用いられます。

エッセンスとしては、第3チャクラを落ち着かせ、緩めます。いつも胃のあたりに緊張感があり、ピリピリして、気分が変わりやすい場合や、精神の緊張や感情のストレスを胃のあたりに溜め込んでいる場合に、ストレスから来るイライラを中和します。

エネルギー的には、第3チャクラのこり固まった状態を緩め、エネルギーが素直に流れるようにします。ストレスを受けると神経が緊張してイライラするタイプにとって、優れ

たレメディです。

寝る前にキャモミールのお茶をいれて、このエッセンスを垂らして飲んだり、キャモミールの精油を混ぜたオイルで足やお腹をマッサージしたりすると相乗効果が得られます。

ホワイトチェスナットは、ホースチェスナット（セイヨウトチノキ）の花から作られます。白地に黄色やピンクの斑のある、大きめのちょっと派手な感じの花が集まって房になります。

ホワイトチェスナットが役立つのは、何かに集中したいのに、頭の中でおしゃべりが始まり、止められないようなとき。また頭の中が、心配事でいっぱいになり、思考や不安がぐるぐると空回りしてエネルギーを消耗するようなときです。

ホワイトチェスナットは、頭のまわりと第3チャクラの過剰なエネルギーを大地に接地（グラウンディング）して放出させ、落ち着きをもたらします。

第3チャクラに作用するエッセンスは、これ以外にもたくさんあります。セラピーの場での応用としては、特にダンディライオンやキャモミールは役に立つでしょう。

マッサージなど身体に触れるボディワークのセッションでは、エッセンスを数滴手にとってすり合わせ、胃のあたりや緊張を感じる箇所に軽く手をあてるか、オイルなどに混ぜて塗ります。

身体に触れない場合は、エッセンスを数滴手にとってすり合わせ、エネルギーフィールドを（身体から10〜15㎝ほどの高さで）なでるようにして、エッセンスをしみ込ませます。

第3チャクラに対応している代表的なフラワー

●アグリモニー

働き過ぎの第3チャクラの負担を軽くして、エネルギーが第2チャクラから第4チャクラ（ハート）に流れるのを助けます。抑圧されているものを緩めて流す作用があり、停滞したエネルギーを動かすのに役立ちます。

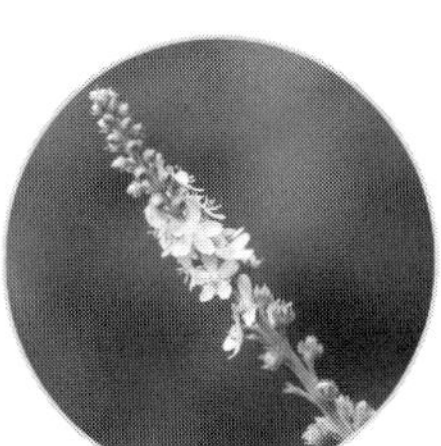

●サンフラワー

第3チャクラの働きを整えます。第2チャクラの自己感情と第3チャクラの社会性をバランスさせ、健全な自己肯定感を育てるのを助けます。また胃と腸の働きがどちらかに偏っているときに、それをバランスさせます。

●ディル

第3チャクラの消化機能を助けます。外部からの刺激や情報などの過剰なインプットで、知的、精神的な消化不良になっている場合にそれを解消させます。自分が取り入れたいものだけを選び、吸収する余裕を与えてくれます。

●ダンディライオン

働き過ぎでエネルギーの流れが滞り、神経や筋肉が慢性の緊張状態にあるときに、こりを解きほぐし、エネルギーが自然に流れ出すのを助けます。筋肉に強い緊張がある場合の汎用レメディです。

●キャモミール

第3チャクラのこり固まった状態を緩め、エネルギーが素直に流

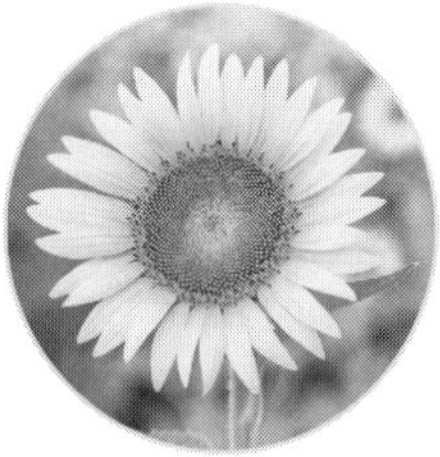

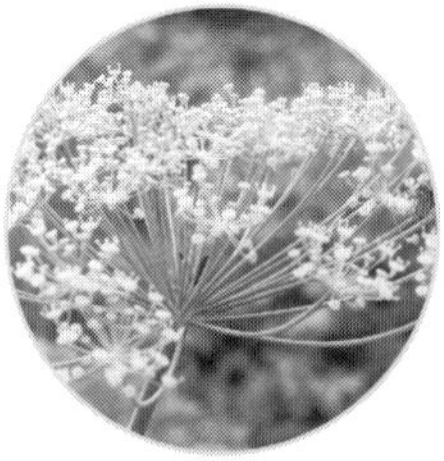

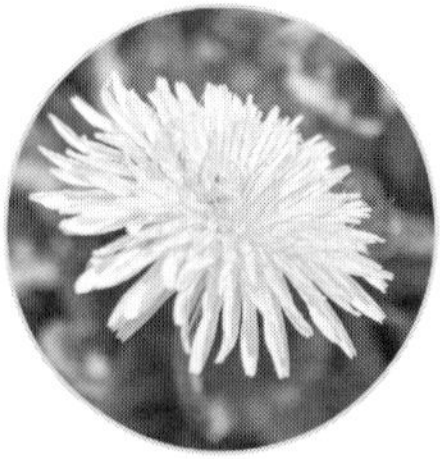

れるようにします。ストレスを受けると胃や神経が緊張して、いらいらしてしまう際の、落ち着きを取り戻すための優れたレメディです。

●ホワイトチェスナット

頭のまわりと第3チャクラの過剰なエネルギーを地面に流し、心に落ち着きをもたらします。頭の中のおしゃべりが止まらないときや、あれこれ考えすぎて目の前のことに集中できない場合に。

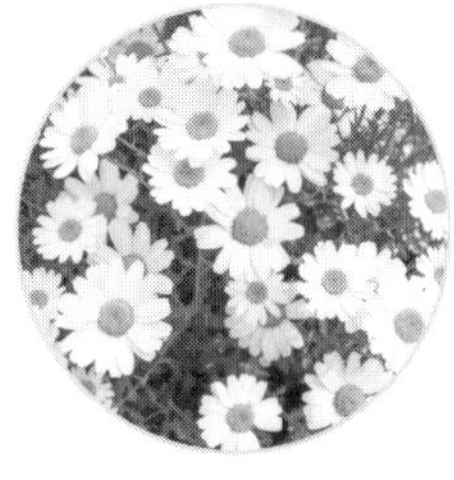

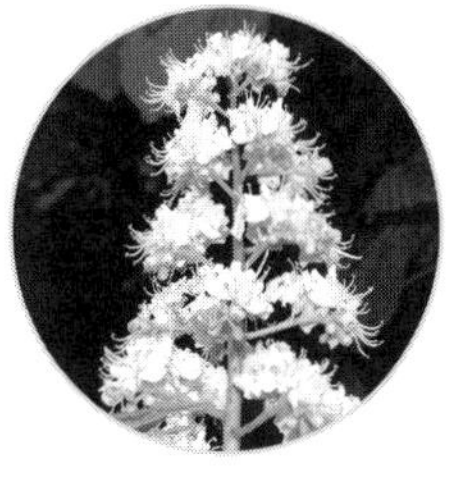

セルフヒーリングのステップ

「第３チャクラの働きを助ける」

準備するものは、ダンディライオンかキャモミールのエッセンスとその花の写真。生活の中にフラワーエッセンスを取り入れ、できるところから実践してみましょう。

1 花の写真を見ながら、自分のヒーリングのために、母なる自然と植物が助けを与えくれることへの感謝の気持ちを味わう。

2 両足の裏を床または地面につけて、大地からの支えを感じる。

3 エッセンスを数滴、手のひらに落とす。

4 軽く手のひらをこすり合わせて、エッセンスのエネルギーを目覚めさせる。

5 両手を自分の胃のあたり、あるいは緊張してかたく凝っていると感じる箇所にあてる。エッセンスが自分の身体とエネルギーフィールドにしみ込むのを感じる。

6 滞っていたエネルギーが流れ出し、かたくなっていた部分の緊張が緩むのを感じる。

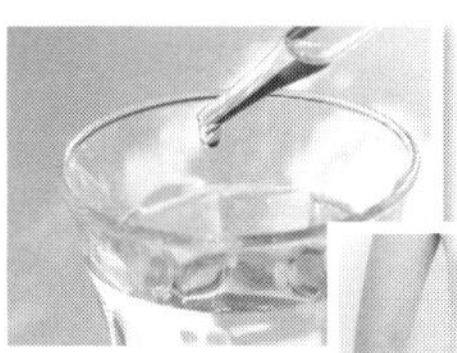

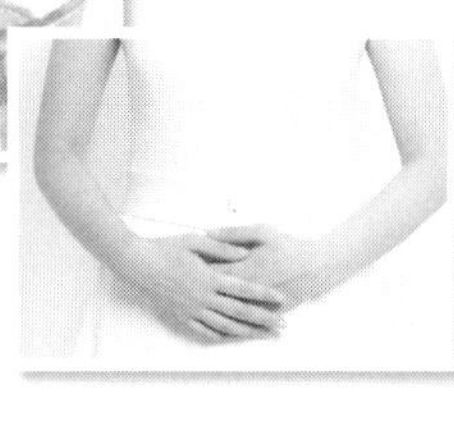

このセルフヒーリングのステップを自分で経験してみてから、セッションに応用してください。

エピソード6

第4チャクラとフラワーエッセンス

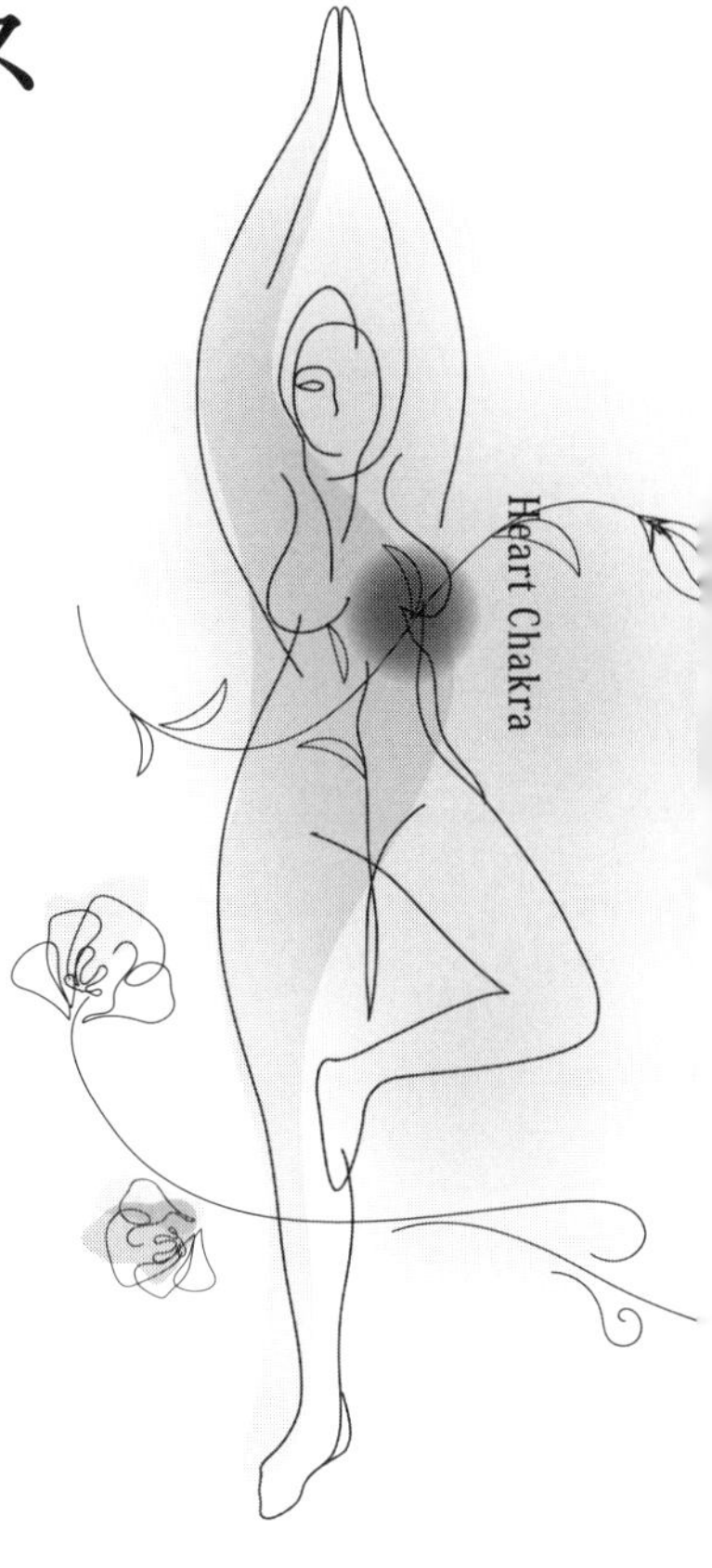

成熟した感情の在り方とは？　第2、4チャクラの関係性

第4チャクラは、心の働きとしては、自分以外の人間や生き物と関係を結ぶことと、自分と異なる相手を受け入れ、また相手の立場になって感じる能力に対応しています。

第2チャクラも感情に対応しますが、第2チャクラの感情はあくまで自分自身が中心です。自分がどう感じるか、自分はうれしいか悲しいか、自分がそれを好きか嫌いかといった自己感情です。
しかし、健康な第4チャクラにとっては、自分の感情と相手の感情が等しく大切です。相手の視点に立って、いろいろなことを感じたり、感情的に共感したりする能力も、このチャクラの働きです。

第2チャクラが自分とそれ以外を区別するのに対して、自分とまわりを区別しないのが第4チャクラ本来の性質です。バランスよく表現されれば、共感力や寛容さになります。しかし、第2チャクラの働きが弱く、第4チャクラに動かされるままになると、自分を失う形で相手と同一化したり、共依存的な状態に陥ったりすることもあります。

ここでも第2チャクラと第4チャクラは、バランスが大切なのです。自分を大切にするのと同じように、相手を大切にする。逆に相手を大切にするのと同じくらい、自分も大切にする。第2チャクラと第4チャクラの働きを適切に使い分けられるのが、成熟した感情の在り方です。

【第4チャクラについて】

英語の名前	ハートチャクラ
サンスクリット語の名前	アナハタチャクラ
位　置	胸の真ん中
色	緑
対応するエネルギー体	アストラル体
内分泌腺	胸腺
臓器と組織	肺、心臓、循環系、筋肉
身体の部分	胸
基本の心理機能	あらゆるものに共感する、自分と異なるものを受け入れる
共振する宝石	エメラルド
関係性	他の人間や生命との関係性、ハートからつながることのできる相手との関係性

心を落ち着かせてくれる「花の始まり」の色

肉体の機能としては、第4チャクラはハート、つまり心臓とそれにつながる循環器の働きを司《つかさど》ります。

第4チャクラの色は「緑」で、緑の色は共振作用を通して第4チャクラの働きを刺激します。目から入る緑の波長の光にも、この働きがあり、植物の緑には第4チャクラを落ち着かせ、潤す効果があります。また緑色の野菜は第4チャクラのエネルギーの流れをよくします。

すべての花は、蕾《つぼみ》の状態では緑色をしています。つまり、緑は「花の始まり」の色です。そして、一部の花は、蕾の段階を過ぎて開花の時期になっても緑色を留めます。FESは、このような花は地球を覆う緑の植物相とのつながりが深く、大地や自然との関係を調和させると指摘しています。

この代表的なエッセンスは、レイディーズマントルです。名前のとおり、古くから女性に親しまれてきた薬草で、産後のケア、月経不順や更年期の症状に用いられます。

鮮やかな緑の葉は早朝に露を溜め、黄緑のごく小さな花が密集して咲きます。地面に匍匐枝《ほふくし》を伸ばしてどんどん広がり、緑の葉で大地を覆っていくさまや、緑のままの花などが、地球の緑の生命力と、それが地上を潤す力をよく象徴しています。この花のエッセンスはまた、植物の持つ癒しの力とつながるのを助けます。

心にスペースをくれるフラワーエッセンス

より直接的に第4チャクラをバランスさせるエッセンスも多くあります。このカテゴリでは花の色は緑に限りません。

ブリーディングハートは、濃いピンクのハート型の花が、下向きに垂れ下がって咲きます。このエッセンスがタイプレメディとなる人は、とても愛情深く、そのため、「いつも大切な人と一緒にいたい」「つながっていたい」と望みます。しかし、行き過ぎると、自分を無にして相手と1つになろうとし、それが叶わないとひどく苦しむという共依存的なパターンにもつながります。

愛情深いが、相手と一体化しやすく、一度結んだ関係や絆を手放すのをいやがるという点では、ハートチャクラ（第4チャクラ）のポジティブとネガティブの両面をよく表現しています。

このようなタイプに対して、ブリーディングハートのエッセンスは、第4チャクラをグラウンディングさせ、過剰な感情エネルギーを大地に流してハートの中に空間を作ります。そして相手の自由を大切にしつつ、双方向の関係性を築くことの大切さを教えてくれます。

ホーリーは、クリスマスの飾りでおなじみの植物で、艶のある深緑でとげのある葉をつけます。花は白からクリーム色で、蜜をたくさん作り、甘い香りがします。小さな実は秋になると赤く熟します。

名前のとおりヨーロッパでは古くから神聖な木で、落雷から家を守ったり、悪い魔法から人を守ったりするとされています。

フラワーエッセンスとしては、愛情深さがやきもちや嫉妬につながる場合のレメディとして使われます。自分が受け入れてもらえないことや、思ったように愛情を与えてもらえないことに非常に敏感で、傷つきやすく、その傷がしばしば怒りや嫉妬に変わります。

そのような状態に対してホーリーのエッセンスは、過剰な愛着から来る感情で目詰まりを起こしたハートを強い白い光で満たし、傷ついたハートを癒してくれます。

チコリの花は、土壌のpHによって薄い青色からピンクがかった薄紫の間で変化します。非常にたくましく、乾燥した場所にもよく育ちます。根はとても苦く、コーヒーの代用にされます。薬草としては冷やす作用と浄化の働きがあり、臓器に溜まる過剰な熱を取って炎症を鎮めます。

エッセンスとしては、大切な者のことを心配し過ぎ、常にそばに置いてめんどうを見たがる場合のレメディです。チコリをタイプレメディとする人は独占欲が強く、他人をコントロールしたがります。これは実は、非常に愛情が強いのですが、同時に自分の愛情に強い不安を持っていることからきています。

チコリのエッセンスは、このようなハートにしみ込み、冷静さと落ち着きをもたらします。そしてこのタイプが元々持っている愛情の力を、不安から相手を閉じこめるのではなく、相手の自由を尊重するという形で表現することを教えます。

ブリーディングハート、ホーリー、チコリのエッセンスはいずれも、第4チャクラが強い愛着の感情で目詰まりし、自由に流れなくなっている状態を助けてくれます。エッセンスは第4チャクラに届いて、穏やかにエネルギーの流れを作り、うっ滞を取って胸にスペースを作ります。

ヴァインは、普通の英語では「つる」という意味ですが、フラワーエッセンスではブドウを指します。ブドウの花には花弁はなく、中心の軸から緑の雌しべが出て、それを5本の雄しべがとり囲みます。

ブドウのつるは放っておくとどんどん伸びて、長さ30mを超すこともあります。そのため栽培では毎年、切り株まで切りつめるのですが、それでもすぐに新しい芽が出てどんどん伸びるほど強い生命力を持っています。

ヴァインの象徴性は、切っても切っても伸びるそのたくましい生命力と、からみつくつるの強さです。ヴァインがタイプレメディとなる人は、意志が強く、自分の考えや主張を他者に押しつけがちです。そして目標を達成するまで粘り続ける持久力があります。

根が大地にしっかり食い込んで現実から足を離すことがなく、その意味では有能なのですが、自分と異なる意見に耳を貸しません。このタイプのマイナス面ばかりが表に出ると、非常に押しつけがましく、まわりの人に命令や指図をします。ひどくなるといわゆるパワハラのタイプになります。

ヴァインのエッセンスは、このようなタイプのハートにじわじわとしみ込んで和らげ、自分とは異なる視点や価値観を受け入れられるよう、ハートを広げるのを助けます。

他方でヴァインのエッセンスは、ブドウのように大地に根を張ることを助け、切られても切られても再生するたくましさを目覚めさせます。そこから粘り強いグラウンディングを必要とする場合の助けにもなります。


ボラージュは、星形の薄青紫の美しい花を咲かせます。花びらは薄く柔らかく、食べるとほんのり甘味のある優しい味がします。ローマ時代から、気分を明るくし、気持ちを高揚させ、また勇気を与える薬草として用いられてきました。

種子からとれる油は、食用油の中でもっとも高濃度のγ《ガンマ》―リノレイン酸を含みます。血圧やLDLコレステロール値を下げる働きがあり、心臓や血管系を健康に保つのを助けます。薬草としては強心作用と血液の浄化作用があります。

エッセンスとしても硬直したハート（心臓）に弾力性を取り戻させ、気分を内側から明るく高揚させる働きをします。

ハートチャクラは、深い悲しみを経験したり、つらいことがあまりにも続いたりすると、萎縮して弾力性がなくなり、そのために胸が重くなります。このようなとき、ボラージュのエッセンスは、萎縮したハートチャクラを柔らかく広げ、本来の弾力性を取り戻させます。

性格のタイプに関わらず、心が重く憂鬱なときや、難しい状況に直面するのに勇気が欲しいときの味方になってくれます。

硬直した筋肉を和らげ、エネルギー循環をスムーズに

第4チャクラとハートに作用するエッセンスはこれ以外にもたくさんあります。

ここにあげたエッセンスの多くは感情面に働きかけるエッセンスとして知られますが、エネルギーメディスンのしくみからいうと、ハートの感情は第4チャクラを介して肉体にも影響します。第4チャクラは臓器としては心臓、組織としては筋肉に対応しています。

そのことから、これらのエッセンスは、かたく硬直した筋肉をほぐしたり、心臓を含む循環器系のエネルギーの流れをよくしたりするのにも応用できます。心臓もまた心筋とい

う筋肉からなっている臓器です。

セラピーの場で用いやすいのは、タイプを選ばず汎用性の高いボラージュです。ボディワークなどのセッションの仕上げに、エッセンスを数滴手に取ってすり合わせ、手をクライアントの身体から10～15㎝ほど離して、胸の上あたりで、エネルギーフィールドをそっとなでるようにします。ボラージュの花のエネルギーがフィールドに伝わり、明るく穏やかな気分で満たされます。

第4チャクラに対応している代表的なフラワー

●レイディーズマントル

地球の緑の生命力と、それが地上を潤す力につながるのを助けます。また、植物の持つ癒しの力とつながる助けもあります。母なる地球と感情的に同一化し過ぎて、地球環境の混乱を自分の心身でも感じてしまう人にも。

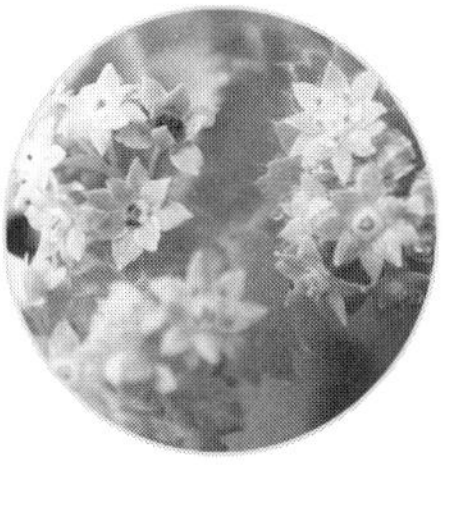

●ブリーディングハート

愛情深く、自分を無にして相手と一体化しようとする傾向が強いタイプにとってのレメディです。強過ぎる感情エネルギーを大地に流し、ハートの中に空間を作ってくれます。自分と相手を大切にするバランスのとれた関係性を築くことの大切さを教えてくれます。

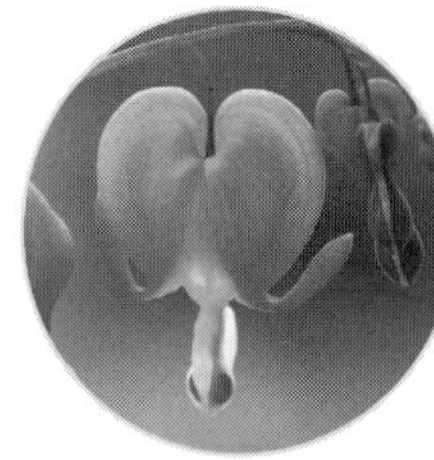

●ホーリー

愛情深さが焼きもちや嫉妬につながる場合のレメディです。自分が望むように愛情を与えてもらえないことに、非常に敏感で傷つきやすく、それが怒りや嫉妬につながる場合に。過剰な愛着から来る感情で目詰まりしたハートを強い白い光で満たし、傷ついたハートを癒してくれます。

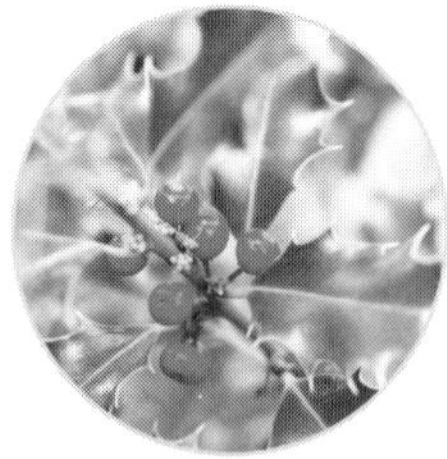

●チコリ

相手をいつもそばに置いてめんどうを見たがったり、相手のことを心配し過ぎ、つねにそばでコントロールしていないと不安なタイ

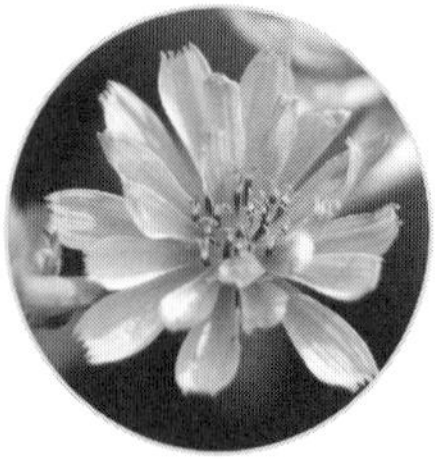

プに。不安から来る独占欲に縛られたハートにしみ込み、冷静さと落ち着きをもたらすエッセンスです。

●ヴァイン

意志が強く、自分と異なる意見に耳を貸さず、自分の考えや主張をまわりに押しつけるタイプに。硬直したハートにじわじわとしみ込んで和らげ、自分とは異なる視点や価値観を受け入れられるよう、ハートを広げるのを助けてくれます。

●ボラージュ

ハートチャクラは、深い悲しみを経験したり、つらいことが続いたりすると、萎縮して弾力性がなくなり、そのために胸が重くなります。このようなときに、萎縮したハートチャクラを柔らかく広げ、本来の弾力性を取り戻させ、気分を内側から明るくしてくれます。

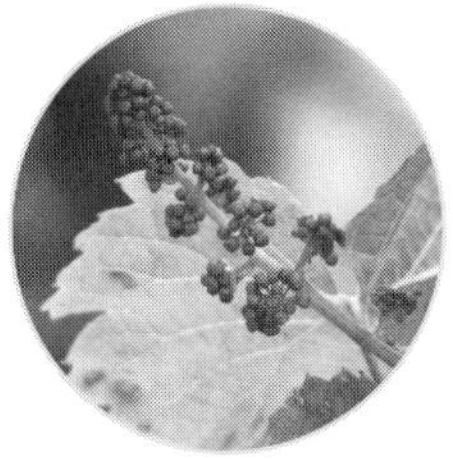

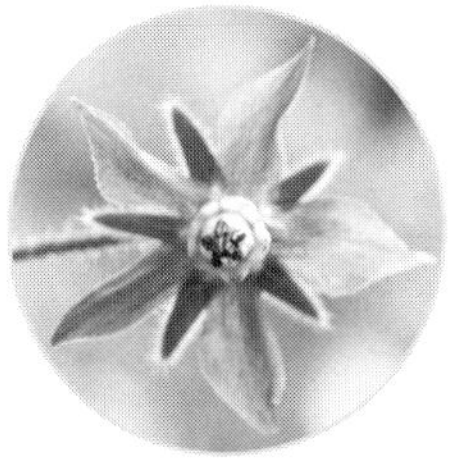

セルフヒーリングのステップ

「第4チャクラの働きを助ける」

準備するものは、ボラージュのエッセンスと写真。傷ついた心を癒し、硬直した心にスペースを作ってあげましょう。

1 花の写真を見ながら、自分のヒーリングのために母なる自然と植物が助けを与えてくれることに、感謝の気持ちを感じる。

2 自分にとって自然に愛情を感じられる存在のことを思い出す（ペットなどでもOK）。これはハートを開くのを助ける。

3 エッセンスを数滴、手のひらに落とす。

4 軽く手のひらをこすり合わせて、エッセンスのエネルギーを目覚めさせる。

5 両手を自分の胸に近づけ、深く呼吸する。エッセンスが自分のエネルギーフィールドから胸にしみ込むのを感じる。

6 ハートが内側から広がり、気持ちが明るくなるのを感じる。

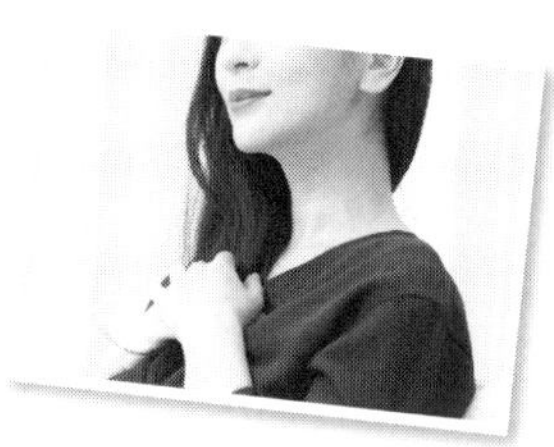

このセルフヒーリングのステップを自分で経験してみてから、セッションに応用してください。

エピソード7

第5チャクラとフラワーエッセンス

第5チャクラの働きは「時間」とも関係している

第5チャクラは、のどに位置していることもあり、「声を使うことや自己表現に関するチャクラ」ともいわれます。しかし、第5チャクラの働きはそれだけではありません。物事の背後にある大きなパターンをつかんだり、社会の中での自分の役割を知ったりすることをサポートします。また、時間との関係性を知らしめるなど、たくさんの重要な働きを持つチャクラです。

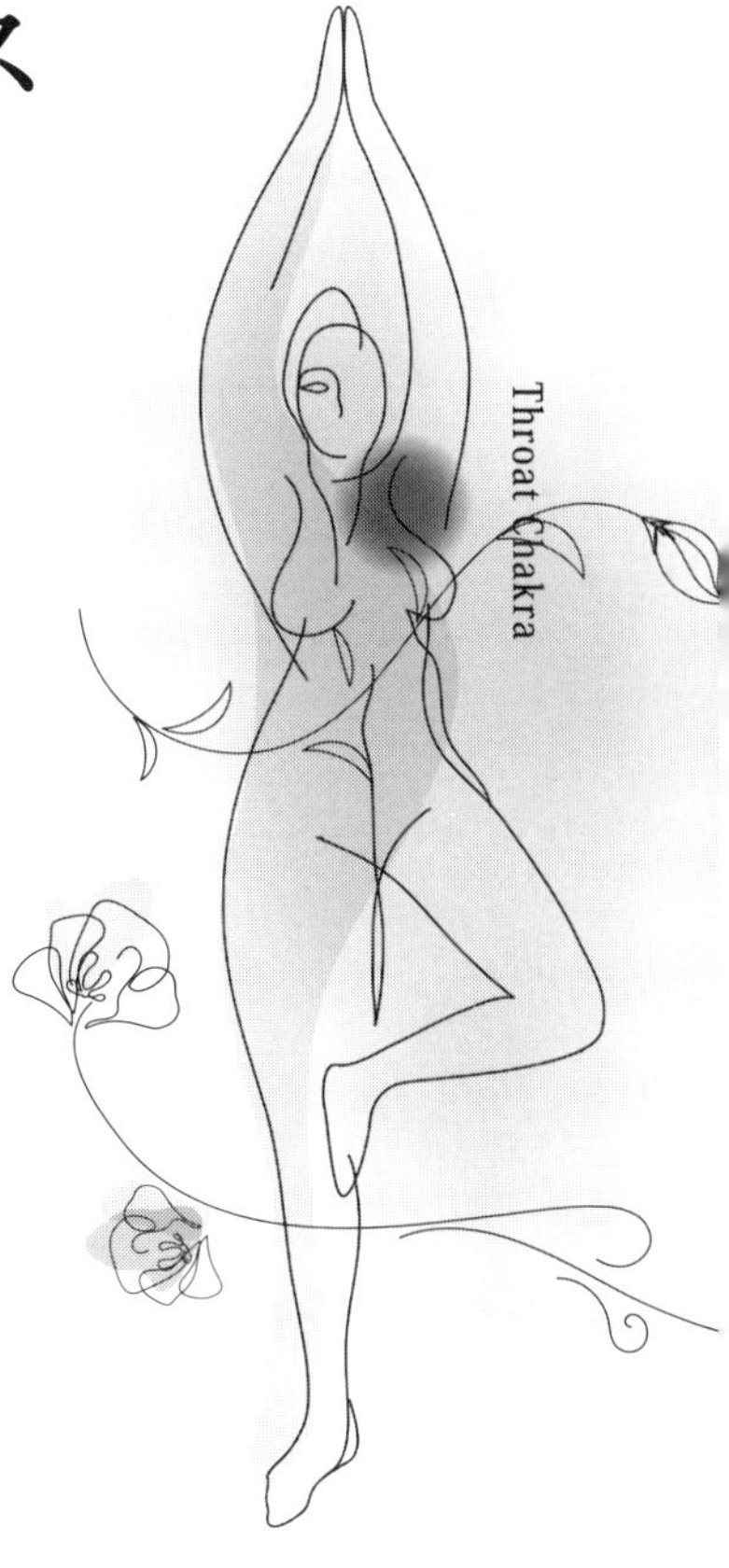

そして、このチャクラもまた、他のチャクラと一緒に働くことで、その力を発揮します。

肉体では、のどと呼吸器に関係し、また言葉を話す能力や聴覚にも関係しています。しかし、声を使って自分を表現したり、他の人を動かしたりする第5チャクラの働きをうまく活かすためには、肉体の活力を司る第1チャクラと、第2チャクラの豊かな感情性に支えられることが必要です。ハートに訴える語りかけには、自分の第4チャクラ（ハートチャクラ）が開いていることが必要です。芸術的な表現には、第6チャクラで受け取るインスピレーションやビジョンが欠かせません。

また、第5チャクラは、肉体レベルでは概日《がいじつ》リズム（注）など、身体の周期的な変化や肉体の代謝とも関わっています。

このチャクラは、のどの甲状腺と結びついていて、甲状腺は細胞の代謝に関係します。甲状腺の機能が亢進すると代謝が早まり、滞ると代謝がスローになります。つまり、第5チャクラは、肉体が経験する「時間」とも関係しています。

（注）概日リズム　睡眠・覚醒リズムは、体温などの自律神経系、内分泌ホルモン系、免疫・代謝系などと同様に、体内時計によって約１日のリズムに調節されている。このような約１日の周期を持つリズムを概日リズムと呼ぶ。

【第5チャクラについて】

英語の名前	スロートチャクラ
サンスクリット語の名前	ヴィシューダチャクラ
位　置	のど
色	青
対応するエネルギー体	エーテル体
内分泌腺	甲状腺、副甲状腺
臓器と組織	呼吸器、聴覚、筋膜
身体の部分	のど
基本の心理機能	物事の背後にある大きなパターンを見ることができる。社会の中で自分の果たす役割を知ることができる。物事や時間の流れを把握し、適切なタイミングで行動できる
共振する宝石	サファイア、ラピスラズリ
関係性	社会、自然、宇宙との双方向的な関係性

「時の流れ」を信頼し、「時が来る」ことを待てる人

第5チャクラがよく機能している人は、行動の適切なタイミングを知っています。するべきことを、するべきタイミングで行い、また言うべきことを、言うべきタイミングで伝えることができます。

物事の全体を見渡し、背後にあるパターンを見抜くことができるのは、第5チャクラの能力の1つです。

たとえば、計画の全体を見渡し、しなければならないことを把握し、それをタイミングよく実行に移すことができます。

第1チャクラの実行力は「すぐやる、とにかくやる」という、後先を見ない突進型です。それに対して第5チャクラは、大きな青写真の中で、あるいは社会や時代の流れの中で、自分がどこに立っているか、そしてどこに向かうべきかを知っているのです。そして、物事にはすべて適切なタイミングがあり、「その時は来る」ということを知り、行動するために「最良のタイミングを待つ」ことができます。

第5チャクラがよく機能している人は、世界の背後にある大きな力の流れを信頼しているので、こういったことが可能なのです。この大きな流れに対する信頼は、自分自身の中の揺るぎない中心点、自己の内的な軸を形成します。

「青」のエネルギーを持つフラワーエッセンス

第5チャクラのキーカラーは「青」で、青い色は共振作用を通して第5チャクラの働きを強めます。たとえば、青い衣類は気持ちを落ち着け、意識を内側に向けます。また、物静かな人や内向的な人は青系の色を身につけていることが多いですね。

英語圏では「真実の青」という表現があるように、「真理、真実」の色とされます。

植物とチャクラの対応関係は有機的なもので、花の色以外にもいろいろな要素が関わりますが、その中でも花の色とエッセンスのアーキタイプが、わかりやすく、第5チャクラに対応するものもあります。

朝に鮮やかな青色の花を開くモーニンググローリー（アサガオ）は、第5チャクラの働きを刺激して、肉体とエーテル・エネルギーのつながりを強め、身体の概日周期のバランスをとります。

自然の中にはさまざまなエネルギーの波がありますが、よく知られている大きなものにエーテルの波とアストラルの波があります。肉体の活動を支えるエーテルの波は、夜明けの少し前から強まり始め、正午にもっとも強く、日が沈む頃には静まっていきます。創造的な活動や想像力（イマジネーション、イメージを生み出す力）といった魂の働きを強めるアストラルの波は、日の沈む頃から強まり始め、深夜にもっとも強く、夜明けに向けて低下していきます。

夜は環境のアストラル・エネルギーが活発になるため、クリエイティブな仕事をする人は夜に仕事をするのを好みます。魂の働きである想像力を働かせやすく、アストラルの領域からのインスピレーションを受けやすいからです。


他方でスポーツなど、身体を使うことが好きな人や、現実的で地に足のついた活動を好む人に朝型の人が多いのは、朝は環境のエーテル・エネルギーが強く、それが肉体や物質レベルの活動力を高めるからです。

夜型でも朝型でも、それが自分の仕事や活動のニーズに合っていればよいのです。しかし、アストラルの影響が強くなり過ぎると、食事など生活のサイクルが乱れたり、夜になっても眠れなかったり、また、夢を多く見て疲れたりと、朝、気分よく目覚められないなどの問題が起きます。

モーニンググローリーのエッセンスは、このような状態をリセットするのに優れた働きがあります。第5チャクラを刺激し、エーテル・エネルギーとのつながりを強めてアストラル・エネルギーのバランスをとり、肉体をより活力のある状態に戻すのを助けます。

セラトは、近代になり、アジアからイギリスに持ち込まれた園芸種の花ですが、秋に、もの思うような表情の青い花を咲かせます。このエッセンスが助けになるのは、自分の正しさにいつも自信がなく、自分自身の知識や判断、考えが、不確かに感じられてしかたないタイプです。

そのため自分で何かを決めることができず、いつも他の人から意見を求めたり、自分の外にある兆しを求めたりしています。他人の意見に引きずられがちで、占いなどにも左右されがちです。これは自己の中心軸が定まっていないことの現れです。

セラトのエッセンスは第5チャクラの働きを刺激し、自己の内的な軸を安定させ、自分を信頼する力を育てるのを助けます。

ベビーブルーアイズは、草原や森の日のよく当たる場所を好み、地面を覆うように広がって、数えきれないほどたくさんの優しい青色の花を咲かせます。

この花のエッセンスが助けになるのは、子どもの頃、親やまわりから支えてもらいたかったのに、誰もそこにいてくれなかった……という「裏切り」を経験した人です。

そのため、大人になってから、世界や人間に対して冷ややかで突き放した態度をとるようになっています。知的な視点であらゆることを解釈し、「人間なんてそんなものさ（自分にはわかっている）」といった姿勢をとるのです。

ベビーブルーアイズのエッセンスは、子どもの頃に必要な支えを受けることができなくて、傷ついたハートを癒し、もう一度、この世界や他の人々の中の善意を信じる勇気を与えてくれます。そして、人が本来持っている、世界に対する子どものような信頼感を回復するのを助けます。

世界に対する信頼感が回復されることで、その背後にある大きなパターンや、目に見える世界の背後にある高い意味に気づくことも可能になります。

真実の意味を持つ第5チャクラの働き

以上は青色の花ですが、花の色に関係なく、エッセンスとしての性質が第5チャクラの機能を助けるものもあります。

トランペットヴァインはたくましいつる性の植物で、オレンジから赤色のトランペット型の花をたくさん咲かせます。蜜をたっぷり作るので、蜂や蝶、鳥が多く集まってきます。声を使って自分を表現するためには、生き生きとしたエネルギーが必要です。声に感情がこもらず、聞く人を動かす力がなかったり、自分に自信がなく、人前で話すことが恥ずかしいと感じたりする人の助けになるでしょう。

トランペットヴァインのエッセンスは、第1チャクラの肉体の活力と第2チャクラの豊かで多彩な感情性を刺激し、そのエネルギーをのどの第5チャクラに届かせて、発せられる声や言葉に力を与えます。

イネ科の植物には、集団や社会との関係性、集団の中での自分の立ち位置や役割を見ることに関係するものが多くあります。

ワイルドオートやその仲間は、道端でよく見かける雑草です。長く細い茎の先に穂がつき、この穂はたくさんの小さな花からなっています。最初は緑色、熟すと薄茶色になり、頭を下げるようにしな垂れます。そのジェスチャーは稲穂とよく似ています。

ワイルドオートのエッセンスが助けになるのは、自分の人生について迷いがあり、人生にはっきりとした焦点や方向性が欠けている場合です。「人生には目的があるはず」と思いながら、いろいろなことを試してみるけれど、何をしてみても「これ！」と思えるものに出合えず、ずっと自分探しを続けているような状態です。

ワイルドオートのエッセンスは、自分の人生の本当の意味や目的を、現実的な形で求めたいという気持ちを目覚めさせます。そして、人生の大きな流れと、自分が属する社会の大きな枠組みの中での、自分の立ち位置を知り、そこから「自分の人生の道筋」に目を向け、現実的な形でそこを歩き始めるよう促します。

日々の生活に活かせるモーニンググローリー

　ここであげたエッセンスの中で、特にセラピーの場面で役立つのが、日常生活のリズムや睡眠パターンの乱れをリセットするために力をくれるモーニンググローリーです。エッセンスを数滴手にとってすり合わせ、エネルギーを目覚めさせ、身体のまわりのエネルギーフィールドを、身体から5～10㎝ほどの高さでなでるようにしてエネルギーをしみ込ませます。

　クライアントには、ゆったり呼吸をしながらモーニンググローリーのエネルギーを感じてもらいましょう。

　マッサージ・セラピーの場合には、オイルに混ぜて使用するのも効果的です。身体が自然な概日周期を取り戻し、朝にすっきりと目覚めることを助けます。

第5チャクラに対応している代表的なフラワー

●モーニンググローリー

1日の生活リズムが乱れ、朝、すっきりと目が覚めなかったり、カフェインへの依存がある場合に。時間のリズムや肉体の代謝を司る第5チャクラを刺激し、肉体を活力のある状態に戻すの助けます。エーテル・エネルギーとのつながりを強めて、アストラルの影響をバランスさせます。

●セラト

自分の正しさにいつも自信がなく、他人の意見に引きずられがちなタイプに。第5チャクラの働きを刺激し、自己の内的な軸を安定させ、自分を信頼する力を育てます。

●ベビーブルーアイズ

過去の傷つきや「裏切られた」という気持ちを癒し、この世界や

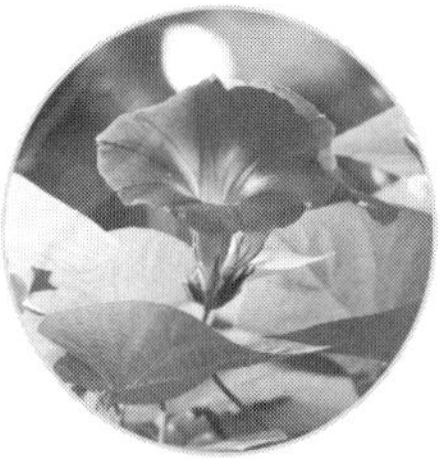

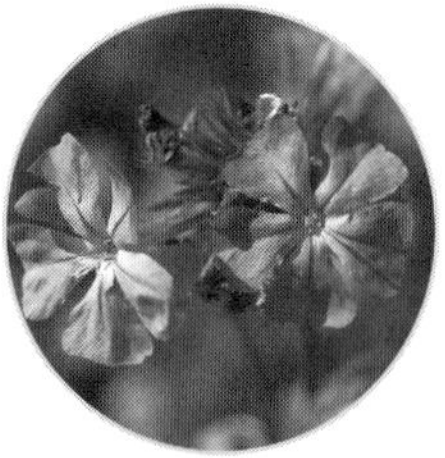

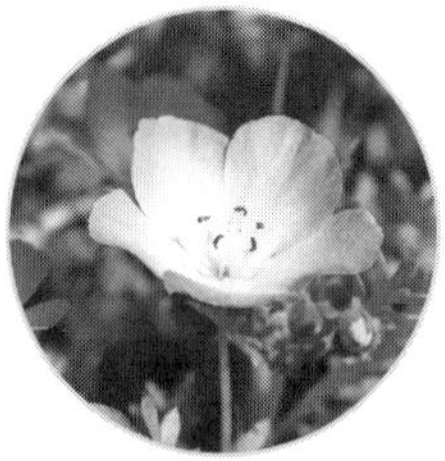

ほかの人々の中の善意を信じる勇気を与えてくれます。人が本来持っている、世界に対する子どものような信頼感を回復するのを助けます。第5チャクラは「信じる力」のチャクラになります。

●トランペットヴァイン

第1チャクラの肉体の活力と第2チャクラの豊かで多彩な感情性を刺激し、そのエネルギーをのどの第5チャクラに届かせて、声や言葉に人を動かす力を与えます。

●ワイルドオート

自分探しの旅をずっと続けている人に。自分の人生の本当の意味や目的を、現実的な形で求める気持ちを目覚めさせます。人生の大きな流れに目を向け、歩き始めるよう促します。第5チャクラは、大きな全体の中での自分の立ち位置と役割を把握するのを助けます。

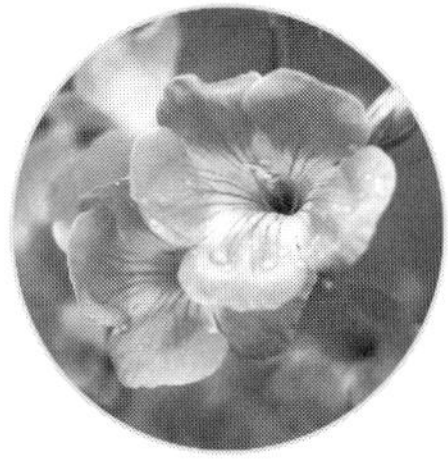

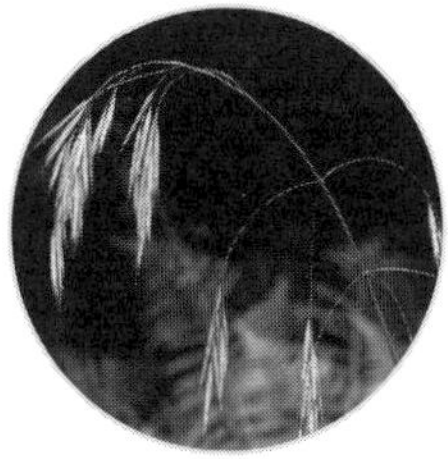

セルフヒーリングのステップ

「第５チャクラの働きを助ける」

準備するものは、 モーニンググローリーのエッセンスと写真。 朝のエネルギーを吸い込み、 エーテル・エネルギーの力が全身を満たすのを感じましょう。

1 肉体を支えるエーテル・エネルギーが強い、朝の早い時間に行うのがおすすめ。

2 花の写真を見ながら、自分のヒーリングのために、母なる自然と植物が助けを与えてくれることに感謝の気持ちを感じる。

3 エッセンスを数滴、手のひらに落とす。

4 朝の空気を深呼吸してから、軽く手のひらをこすり合わせて、エッセンスのエネルギーを目覚めさせる。

5 両手を自分ののどに近づけ、深く息を吸い込みながら、モーニンググローリーの助けでエーテル・エネルギーが第５チャクラを満たすのを感じてから、ゆっくりと息を吐く。

6 （**4**）（**5**）のステップを繰り返し、気持ちよく目が覚めて頭がすっきりし、すがすがしい感覚が身体全体に広がるまで続ける。

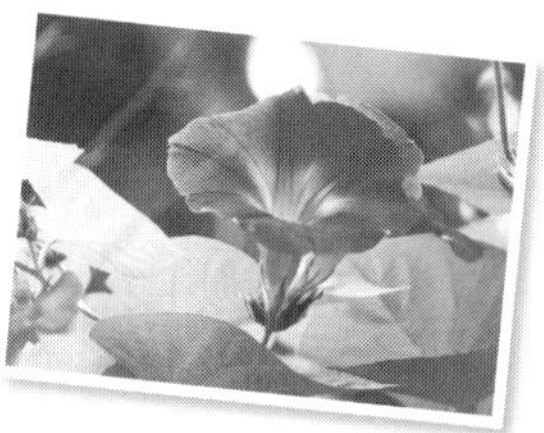

このセルフヒーリングのステップを自分で経験してみてから、セッションに応用してください。

エピソード8

第6チャクラとフラワーエッセンス

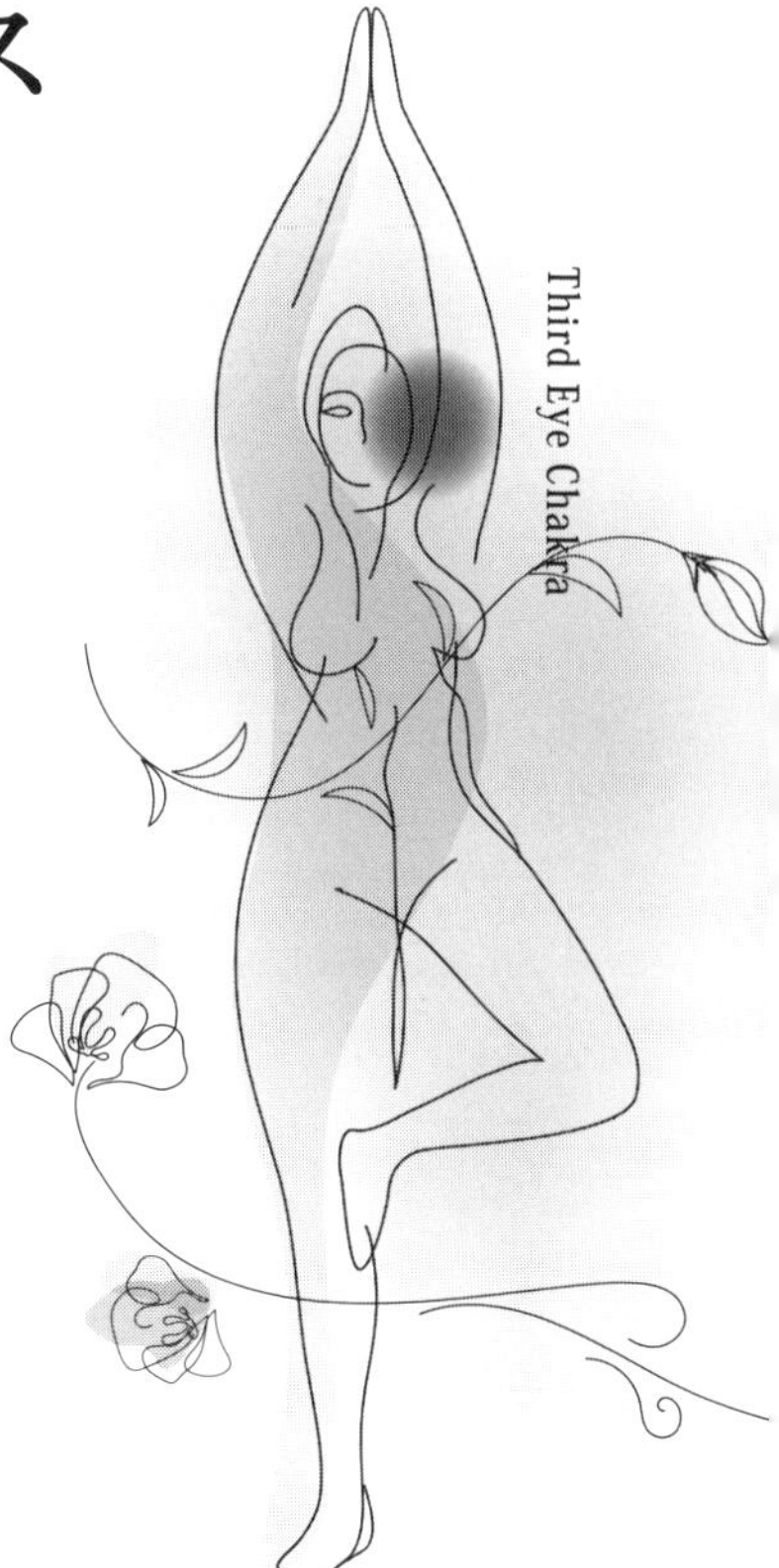

「光」と関係の深い第6チャクラの働き

第6チャクラは額の真ん中からやや下ぐらいに位置し、「第3の目」と呼ばれることもあります。7つのチャクラはそれぞれ特定の内分泌腺に対応していますが、第6チャクラは松果体と結びついています。

松果体は、光と関係の深い内分泌腺です。脊椎動物の先祖は視覚感覚を受けとるための器官として、通常の目と、皮膚に覆われた頭頂眼を持っていました。この頭頂眼は進化の過程で脳の奥に移動し、松果体として残っています。頭頂眼は今でもトカゲの一部などで光を感知する働きをしています。人間の松果体も光の明暗に反応してホルモンのメラトニンを作り、身体の概日リズムを制御しています。

このように、松果体は光と結びついた器官ですが、第6チャクラも光と関係しています。

第6チャクラの機能は「見る」ことです。これには肉体の目で見ることも、また夢を見る、ヴィジョンを視るというように「物質的な形のないものをみる」ことも含まれます。その一貫した働きは「光を見る」ことです。

物質世界でものの色や形を見ることができるのは、光があるから。太陽や電灯の光がものに当たって反射し、その光が目の網膜に届き、視神経を通して脳の視覚領に伝わります。それを私たちの脳と意識が「見る」感覚として解釈します。

視覚で感じられない「光」とは？

「物質的ではない光」もあります。たとえば「すべての人の中には光がある」というと

【第6チャクラについて】

英語の名前	サードアイ・チャクラ
サンスクリット語の名前	アジナチャクラ
位　置	額の真ん中から眉の間あたり
色	紫
対応するエネルギー体	セレスチャル体
内分泌腺	松果体
臓器と組織	目、皮膚
身体の部分	額
基本の心理機能	見る（肉体の目で見る、心の目で視る）、洞察する、未来を見通す、ヴィジョンを視る、夢を見る 高いインスピレーションを受けとる
共振する宝石	アレクサンドライト、アメジスト
関係性	インスピレーションを与えてくれたり、精神的に導いてくれたりする存在との関係

きの「光」です。それは物理的な光、つまり外部の光の反射ではなく、それぞれの人の内側に存在する「光」です。古い伝統では「人の内に宿る神聖な火花」という呼び方もします。この「光」は、その人の奥にある「本質」と呼ぶこともできます。

第6チャクラのもっとも重要な機能は、①人の奥にある光を見ることと、②光に満ちた未来のあるべき姿を見通すことです。本質は、英語で「essence（エッセンス）」といいます。花から作られるレメディが、いつの間にか「フラワーエッセンス」と呼ばれるようになったのは興味深いことです。実際、フラワーエッセンスはその植物に固有の本質（光）を、エネルギーのパターンの形で水に移したものです。

第6チャクラのキーカラーは「紫」で、共振作用を通して第6チャクラの働きを刺激します。第6チャクラは皮膚に対応し、皮膚は外部からの光を受けとる器官でもあります。

紫のエネルギーを受けたエッセンスの持つ力

植物とチャクラの対応関係は有機的で、花の色以外にもいろいろな要素が関わりますが、その中でも花の色とエッセンスのアーキタイプがわかりやすく、第6チャクラに対応するものもあります。

アイリスは、日本のアヤメの近縁種で、鮮やかな紫色の大きな花びらがドレスのように垂れ下がる個性的な姿をしています。名前はギリシャ神話の女神イリスにちなみ、空に羽ばたく虹の女神に象徴されるように、創造性、芸術性とインスピレーションに関係します。

アイリスのエッセンスは、物質と精神という2つの世界をつなぐ視野を与えます。日常的な生活を超える高いヴィジョンやインスピレーションを、特に芸術的、美的な形でもたらします。

セージは、地中海原産の常緑の低木で、歴史の古い薬草です。葉には独特の強い香りがあり、神経の働きを強め、感覚を鋭くし、記憶力を高めるとされます。春の終わりから夏にかけて、たくさんの青紫の小さな花が花穂になります。

セージ（Sage）は、英語で「賢者」を意味します。賢者とは、単に頭のよい人を表しているのではなく、人生経験を積んで高い視野を身につけた人のことをいいます。知識は学んで身につけることができますが、知恵は自分自身の経験から時間をかけて蒸留されるものであり、むしろ蒸留する力そのもののことです。

第6チャクラは、知恵のチャクラとも呼ばれます。それは第1～5までのチャクラで経験されたことが、このチャクラで知恵に変えられるからです。セージのエッセンスはこの知恵の蒸留のプロセスを促し、人生の高い意味や目的を見出すのを助けます。

スターチューリップは、マリポサリリーの仲間です。アメリカ西海岸の固有種で、山肌の開けた草地や林などの、痩せて乾いた土壌に育ちます。花は3枚の花弁と3枚の萼《がく》が互い違いに並んで六芒星《ろくぼうせい》の形になります。中央は深い紫で、そこから薄い紫、白へとつながるグラデーションが、神秘的な感じを与えます。

スターチューリップは、現代人にしばしば見られる心の硬直を和らげ、自己の内面の静かな声に耳を傾ける力を取り戻させます。高い領域とのつながりに気づき、夢のメッセージを受けとることを助けます。夢を見ることは第6チャクラの重要な機能の1つです。

影響し合うチャクラを癒すエッセンスとは?

また、花の色に関係なく、エッセンスとしての性質が第6チャクラの機能に対応するものは次のとおりです。

クイーンアンズレースは、野生種のニンジンで、日当たりのよい草原や空き地などによく見られます。栽培種ほど太くありませんが、しっかりとした主根を土の中にまっすぐに降ろします。深い根は大地にグラウンディングする力の象徴です。

夏から秋に小さな花がたくさん集まり、白い傘を作ります。光への反応性を高める成分を多く含むので、葉を大量に食べると光毒性を引き起こします。

第2チャクラのバランスが乱れると、第6チャクラの働きにも影響しますが、クイーンアンズレースのエッセンスは、第2チャクラの感情をバランスさせることで第6チャクラの機能の歪みを修正する働きがあります。第6チャクラの機能には、肉体の視力以外にも、形のないものをみる力や物事を見通す能力が含まれます。

ニンジンは、目の網膜の機能を保つのに必要なカロチンを多く含みますが、クイーンアンズレースのエッセンスには、光に対する感受性を増し、肉体の形を超えて「見る」力を強める作用があります。

夢見がちな人の心をグラウンディングさせる花

クレマティスは、湿った気候と暑い夏を好み、イギリス南部に広く自生するつる性の植物です。夏に非常にたくさんの花を咲かせますが、花弁はなく、白い4枚の萼の中心部からたくさんの白い雄しべと雌しべが出て、放射する光のように見えます。他の植物に巻きつきながら、光を求めて上へ上へとよじ登るジェスチャーや、中心から光を発するような花の姿は、このエッセンスの性質をよく表しています。

クレマティスのアーキタイプがあてはまる人は、目の前の現実よりも、いつも高い世界のことを考えている夢見がちなタイプです。自分をとり巻く外の現実に興味が薄いのが特徴ですが、内的な生活は豊かで想像力が強く、スピリチュアル、あるいはクリエイティブなタイプが多いのです。しかし、外の社会で生きることは苦手で、そのために引きこもりがちな傾向があります。

このタイプは、高い領域とつながる第6チャクラの働きが非常に活発なのに、現実世界での生活を支える第1～3までのチャクラが未発達なのです。クレマティスのエッセンスはこのタイプの人の、頭の上のほうにふわふわと漂いがちなエネルギーをグラウンディングさせ、現実の世界にも足をつけるよう促します。それができると、このタイプはその創造性を具体的な形にして、まわりの世界とシェアしていくことができるようになります。

右脳と左脳のバランスを助ける花のエネルギー

コスモスは中南米原産ですが、可憐な姿が好まれ、世界中で栽培されています。花はキク科らしい形で、ピンクや赤紫、白などいろいろな色があります。茎が細く、強い雨や風で折れたり倒れたりしますが、細かく別れた茎や葉をからめて互いを支えます。繊細な茎や葉が密接にからみ合う姿は、神経系を思わせます。

コスモスはコミュニケーションを助けるエッセンスとされますが、これは第6チャクラの働きを刺激し、右脳と左脳をつなぐ脳梁《のうりょう》のエネルギーの流れをよくするためです。それによって思考と言葉をつなげて自分の考えをスムーズに言葉にするのを助けます。

セルフセラピーで気分を穏やかに……

ここにあげたエッセンスの中で、セラピーの場で使いやすく、役立つ場面が多いのは、右脳と左脳のつながりをよくしてバランスさせるコスモスでしょう。

エッセンスを数滴手にとってすり合わせ、エネルギーを目覚めさせます。頭のまわりのエネルギーフィールドを（頭から5～10㎝ほどの距離で）指でそっとすくようにして、エネルギーを落ち着かせます。両手を静かにこめかみにあて、エネルギーをしみ込ませます。気分が落ち着くと同時に、脳の左右のつながりがよくなって意識がはっきりする感じがするでしょう。人によっては「視野が明るくなった」と感じることもあります。

第6チャクラに対応する代表的なフラワー

●アイリス

物質と精神という2つの世界をつなぐ視野を与えてくれます。日常的な生活を超える高いヴィジョンやインスピレーションを、特に

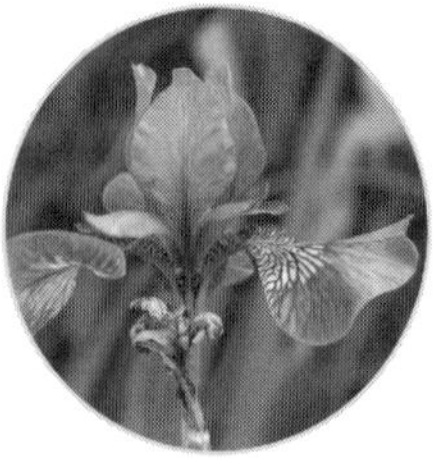

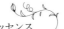

芸術的、美的な形で与えてくれます。

●セージ

第6チャクラは人生経験を知恵に蒸留する働きを持ちます。人生を高い視点から眺め、自分の人生の意味や目的、人間としての成長の大きな流れを見るのを助けます。

●スターチューリップ

現代人に多い心の硬直した状態を和らげ、自己の内面の静かな声に耳を傾ける力を取り戻させてくれます。高い世界とのつながりに気づき、夢のメッセージを受けとることを助けます。夢を見ることは第6チャクラの重要な機能です。

●クイーンアンズレース

第2チャクラの乱れが第6チャクラの働きに影響しているときに、第2チャクラをバランスさせて第6チャクラの歪みを修正しま

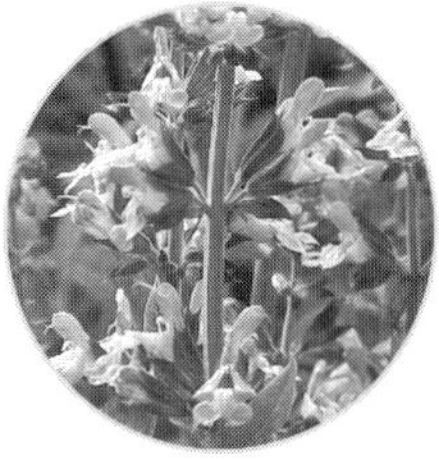

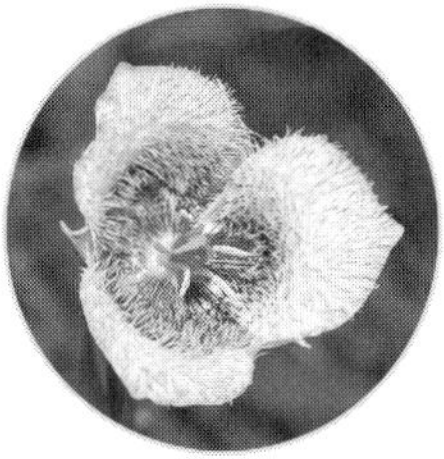

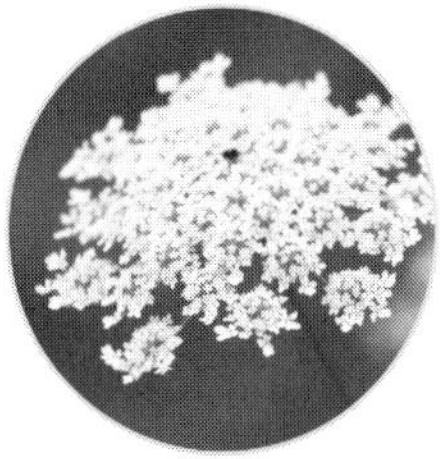

す。第6チャクラの機能には、肉体の視力以外にも、形のないものを見る力や物事を見通す能力（透視能力）が含まれます。

●クレマティス

夢見がちで、外の社会で生きることが苦手で引きこもりがちなタイプに。自我の力が弱く、バウンダリーがあいまいな人の心をフォーカスさせ、「今ここ」に意識を向けるのを助けてくれます。

●コスモス

コミュニケーションを助けるエッセンス。第6チャクラの働きを刺激し、右脳と左脳をつなぐ脳りょうのエネルギーの流れをよくします。思考と言葉をつなげて自分の考えをスムーズに言葉にするのを助けてくれます。

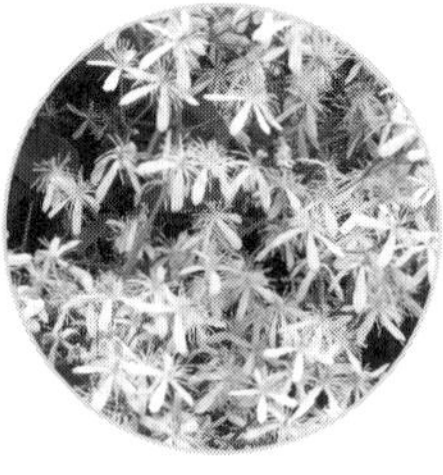

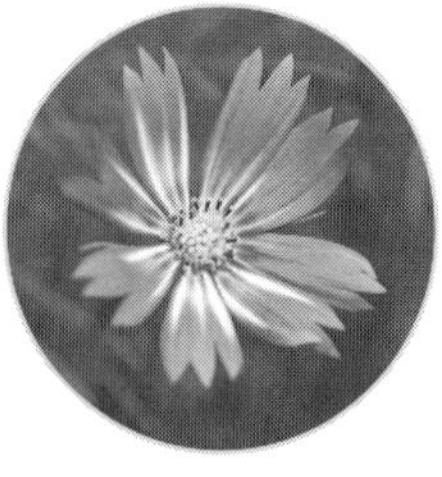

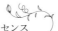

セルフヒーリングのステップ

「第6チャクラの働きを助ける」

準備するものは、アイリスのエッセンスとその花の写真。朝のエネルギーを吸い込み、インスピレーションが心に満ちるのを感じましょう。

1 花の写真を見ながら、自分のヒーリングのために、母なる自然と植物が助けを与えてくれることに感謝の気持ちを感じる。

2 両足を地面につけて、大地とのつながりを感じる。

3 エッセンスを数滴、手のひらに落とす。

4 軽く手のひらをこすり合わせて、エッセンスのエネルギーを目覚めさせる。

5 アイリスのエッセンスに包まれた両手で、自分の頭のまわりのエネルギーフィールドを（身体から5～10㎝ほど離して）指ですくようにする。

6 頭のまわりをすき終ったら、目を閉じて、両手を軽くこめかみに。ゆっくり深呼吸をし、第6チャクラが穏やかにオープンになるのを感じる。クリエイティブなプロジェクトの前などに行うと、生き生きとしたイメージやインスピレーションを受けとりやすくなる。

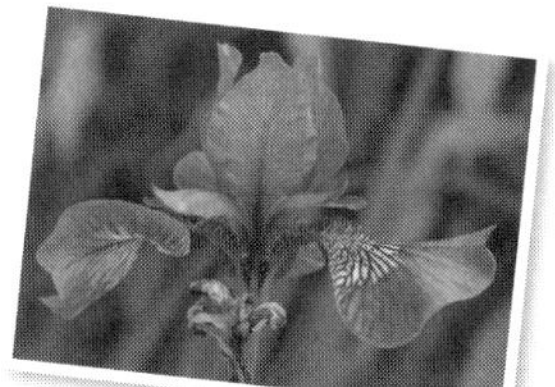

このセルフヒーリングのステップを自分で経験してみてから、セッションに応用してください。

エピソード9

第7チャクラとフラワーエッセンス

すべてを統合する第7チャクラの働きとは？

第7チャクラは、頭頂の真ん中から天に向かうように開いています。英語では「王冠のチャクラ」、サンスクリット語では「千の花びらを持つチャクラ」と呼ばれます。

これまでに見てきた6つのチャクラには、それぞれ固有の役割がありますが、第7チャクラはこれらのチャクラの経験を統合する役割を持っています。より全体的で、高い視野からものごとを俯瞰《ふかん》する働きを持ったチャクラです。

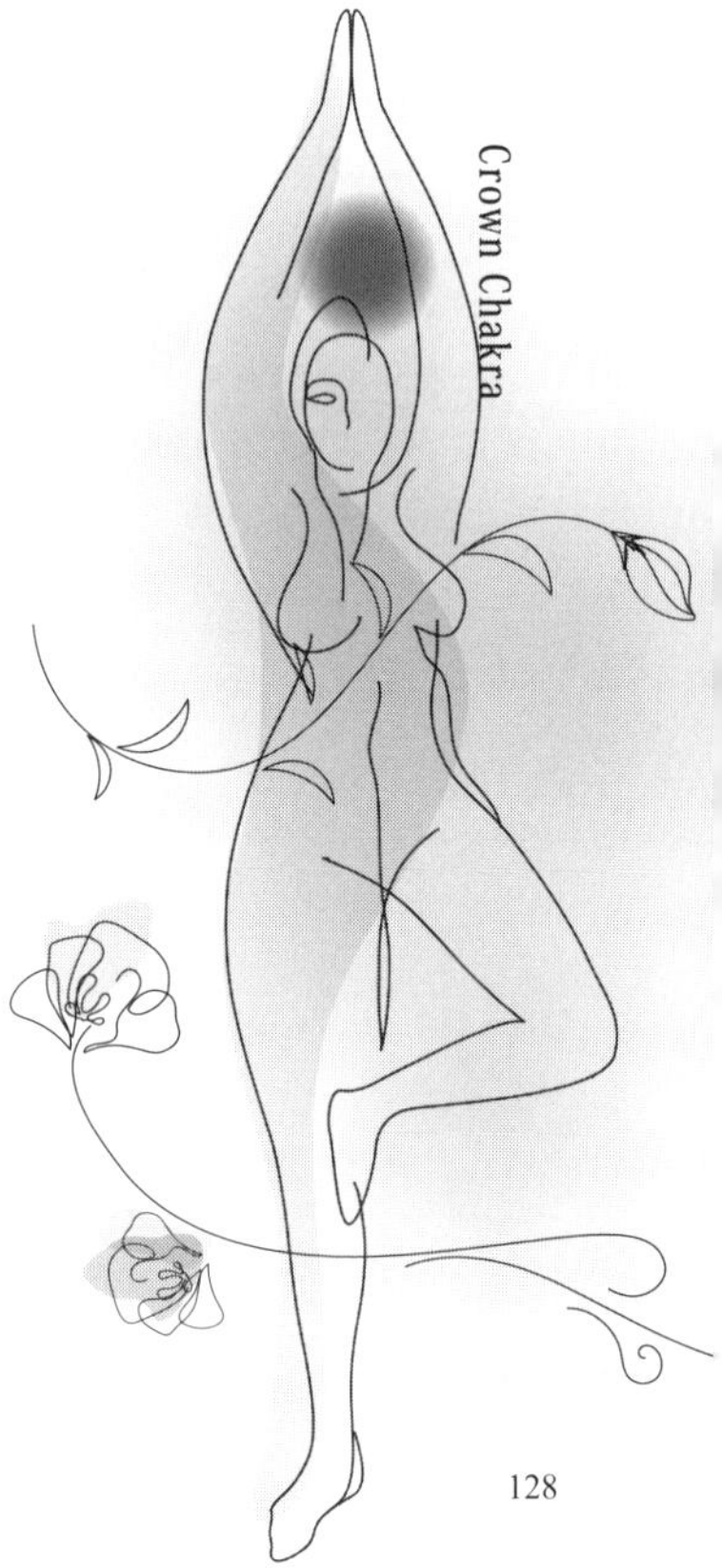

【第7チャクラについて】

英語の名前	クラウンチャクラ
サンスクリット語の名前	サハスラチャクラ
位　置	頭頂
色	白
対応するエネルギー体	エーテル体
内分泌腺	下垂体
臓器と組織	身体の内部と外部がつながる箇所
身体の部分	頭
基本の心理機能	すべての経験を統合する、高い視点から物事の意味を悟る、執着を手放す
共振する宝石	ダイヤモンド
関係性	人生を見渡す高い視点や精神性に導いてくれる存在との関係

内分泌腺としては下垂体に対応します。下垂体は、身体中の状態を把握しながら、それぞれの分泌腺に対して適切なホルモンを出すよう指示を与えますが、その役割は第7チャクラの全体を見渡す機能に対応しています。

大地を向く第1チャクラは、肉体と大地のつながりを、天に向く第7チャクラは、高い精神性を司ります。また、第2～6のチャクラは、この2つのチャクラの間にあって、感情や思考を通した人間的な経験を司ります。チャクラ系は大地から汲み上げたエネルギーを、さまざまな人間的経験を通して周波数を上げていき、最終的に高い精神的なエネルギーに変えて、頭頂から送り出すのです。

私たちは大きな力に守られている

第7チャクラのキーカラーは白ですが、これは虹の七色をすべて含む太陽の光が「白」に見えるのと同じです。

チャクラ間のつながりがよい場合には、この流れはスムーズで、つながりが滞り、ブロックがある場合には、ブロックの位置に応じた悩みが生じます。個々のチャクラに対応するフラワーエッセンスは、チャクラ間のエネルギーの流れを助けます。

第7チャクラは精神性のチャクラとも呼ばれますが、だからといって、それは宗教的なものである必要はありません。普段の生活を離れて雄大な自然の中で時間を過ごすとき、ふと自分と大自然とが一体であると感じ、すべての生命はつながっていると気づくことがあります。これは「精神的な経験」です。

それは日常的な状態から自分自身の意識が大きく広がり、それまで見えていなかった物事や人生が高い意味で見えるようになることです。日常生活の悩みについて、ハッとその意味に気づいたり、「もういいか」と吹っ切れたりするようなことも第7チャクラの経験です。

第7チャクラには、日常を超える「高い世界」への扉を開く働きがあります。「高い世界」に意識を開くことで、「自分が大きな力に守られている」という感覚を取り戻すことができます。

白のエネルギーを持つフラワーエッセンスの力

植物とチャクラの対応関係は色以外にもいろいろな要素が関わりますが、その中でも花の色とエッセンスのアーキタイプがわかりやすく、第7チャクラに対応するものもあります。

ヤロウはたいへん歴史の長い薬草で、血止めと傷の薬として用いられてきました。ケンタウロスのケイローンがギリシャの英雄アキレウスに使い方を教えたとされます。最近は日本でも野生化しつつあり、道端やあぜ道でヤロウを見かけることも増えてきました。

白い小さな花は、横並びになって白い光の傘を作ります。花や葉はしっかりとかたい手触りで、自分自身を保つ強さを感じさせます。葉には独特の強い香りがあります。

ヤロウのエッセンスが特に役立つのは、オーラ（エネルギーフィールド）の外殻の透過性が高く、自己の境界が薄い人です。このような人はまわりに共感する能力が高いのですが、同時にまわりの影響を受けやすく、エネルギーを消耗しがちです。

ヤロウのエッセンスは、オーラの外殻を白い光で編み上げるように固め、自分とまわりの環境との境い目をはっきりさせるシールド効果があります。共感力の高過ぎる人以外にも、都会で、つねに環境からのエネルギー的ストレスを受けて生活するような人にも非常に助けになります。

エンジェルズトランペットは、南米原産で、やや日陰の場所を好み、下向きに垂れ下がる大きな白い花をつけます。ベラドンナと同じアルカロイドを含み、非常に有毒で、薬草としては強い向精神作用があります。

原産地である南米の先住文化では、シャーマンがトランス状態に入るために用いる植物の1つです。

ただし、副作用が強く、用量を間違えると昏睡状態になったり、死亡したりするなどの危険性があるので、知識なしに用いるべきものではありません。植物としての毒性から、フラワーエッセンスを作る場合も、マザーエッセンスの段階で飲んではいけないものの1つです。

このエッセンスは、肉体や物質世界との関わりを一時的に手放して、向こう側の世界の現実に意識を開かせ、こちら側と向こう側の壁を乗り越えるのを助けます。重病の末期やホスピスなどで用いられることが多いものです。

また、花の色に関係なく、エッセンスとしての性質が第7チャクラの機能に対応するものもあります。

他人の影響から自分を守りたいときは……

ウォールナット（クルミ）は、長い夏と豊かな太陽の光を好む大型の落葉樹です。雄花は垂れ下がる猫のしっぽのような黄緑色の穂。雌花は緑色の子房に薄黄緑の2枚の羽がついた姿で、枝の先に密集して咲き、秋にはかたい殻に包まれて実が熟します。しっかりした殻が内側の実を守るところは、ウォールナットの性質をよく表しています。

このエッセンスは、他人からの影響に敏感過ぎる状態をバランスさせます。特に自分自身でやりたいことがあるのに、他人の意見やまわりとのしがらみ、圧力などによってそこから引き離されそうになるとき、ウォールナットは自己の中心点を据えて、自分自身に忠実でいられるよう助けてくれます。

人生には、それまでの過去を自分に統合し、あるいは過去を手放して、より大きな自分へと成長することが必要な時期があります。そのようなときにもっとも役立つレメディですが、それ以外でもオーラの外殻を固め、他人の影響から自分を守りたいときに使えます。

泥に染まらない清らかな花、ロータス

ロータス（ハス）は、アジアの温かい地域原産の水生植物です。池や川底の泥に根を張り、水面に向かって長い茎を伸ばし、丸い葉を開きます。花の季節には花茎を水面から出し、白またはピンク色の大きな花をつけます。ロータスの実は古代から食用と薬用にされ、鎮静作用や滋養強壮効果があります。

インドでは古代から神聖な花で、神話や聖典にも頻繁に現れます。仏教ではロータスは、俗世界の泥に染まらない清らかさの象徴です。

ロータスは泥の中に太い根を張り、そこから水中に長い茎を伸ばして美しい花を水面に咲かせます。これは大地に根づく第1チャクラと精神性につながる第7チャクラの関係を象徴的に表しています。

本当の私は、「私の内側」に存在している

クリサンセマム（イエギク）は、古くから中国で栽培され、日本でも「秋の花」と聞くと、まず思い出す花です。栽培の歴史が長く、花には白や黄色、紫、ピンクなどたくさんの色と形があります。花も葉も華美な見た目と異なり、しっかりとして手触りはかたく、また独特の芳香があります。

漢方では、血液と気（エネルギー）の流れをスムーズにして老化を防ぎ、寿命を延ばすとされ、仙人の使う不老不死の薬の成分という伝承もあります。クリサンセマムのエッセンスは、自己のアイデンティティを日常的な自分から、より高い精神的な自己へとシフトさせるのを助けます。

現代社会で育った多くの人は、肉体と人格だけが自分だと思いがちです。そのため物質的な所有物、お金、現世的な名声、肉体の外見などに執着します。そのような視点からは、肉体の死は「自己の消滅」となり、老いや死に対する不安や恐れがつきまといます。

このようなとき、「自己の本質は人格の奥にある、肉体の死を経ても生き続ける存在で

ある」という視点に目を開かせます。肉体と人格を含むが、それだけではない、より大きな「自己」の全体に気づき、そこから自分自身と人生を振り返ることを可能にします。

中国や日本では、白いキクは仏様の花として、亡くなった人への献花に用いる習慣がありますが、これもキクが「死を超える自己の本質」を思い出させる花であるからと理解すると、感慨深いものがあります。

自分のエネルギーを守るためのセルフセラピー

ここにあげたエッセンスの中で、日常の多くの場面で役立つのがヤロウです。ヤロウはオーラの外殻を強化し、まわりの環境のエネルギー的な影響から守る働きがあります。セラピーでは、セッションの最後の仕上げに使うことで、帰り道で遭遇する雑多なエネルギーの影響をはね返し、クライアントが自宅に戻ってから、ゆっくりとセラピーの経験を吸収することを可能にします。

エッセンスを数滴手にとってすり合わせ、エネルギーを目覚めさせます。全身のエネルギーフィールドを（身体から5～10㎝ほどの距離で）ゆっくりなで、ヤロウのエネルギーで包んでいきます。この際、ヤロウの精油と併用すると、さらに相乗効果が得られます。

第7チャクラに対応している代表的なフラワー

●ヤロウ（白）

オーラの外殻を白い光で編み上げて固め、自分とまわりの環境との境い目をはっきりさせるシールド効果があります。共感力が高過ぎて疲労しやすい人や、都会に住んで、つねに環境からのストレスを受けて生活する人に、非常に助けになる汎用レメディです。

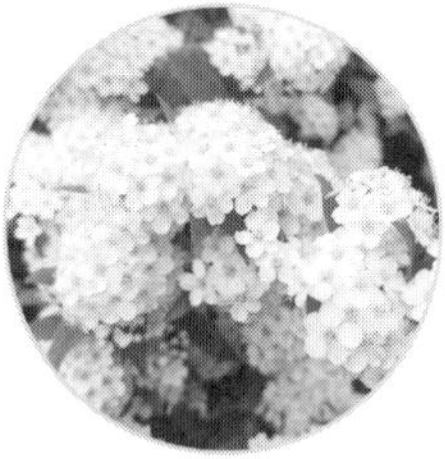

●エンジェルズトランペット

病気の終末期やホスピスで、意識的に人生の終わりを経験しようとしている人が、死と向かい合い、肉体の死に対する恐れを手放すのを助けます。また、見える世界と見えない世界の壁を一時的に乗り越え、向こう側をかいま見ることを可能にします。

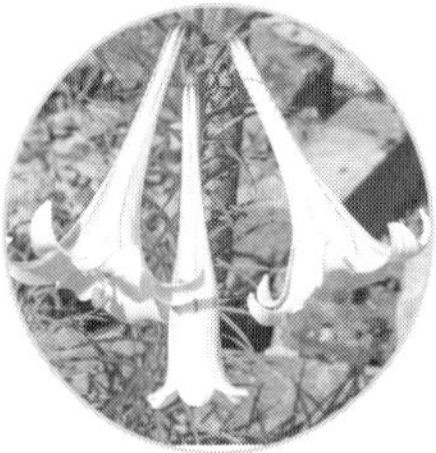

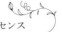

●ウォールナット

他人からの影響に敏感過ぎ、あるいはまわりからの意見やしがらみ、圧力などで、自分のやりたいことができない状態にあるとき、自分自身に忠実でいることを支えてくれます。オーラの外殻を固め、他人の影響から自分を守りたいときに使える汎用レメディです。

●ロータス

大地に根づく第1チャクラと精神性につながる第7チャクラの関係を表しています。グラウンディングされた形で高い世界のヴィジョンに感覚を開き、人間や他の生命への慈愛を経験するのを助けます。

●クリサンセマム

歳をとることや死ぬことを恐れ、見た目の若さへの執着がある場合に。「肉体・魂・本質」という自己の存在の全体に視野を広げ、人生を見渡すことを助けます。「肉体だけが自分ではない」という感覚を目覚めさせてくれます。

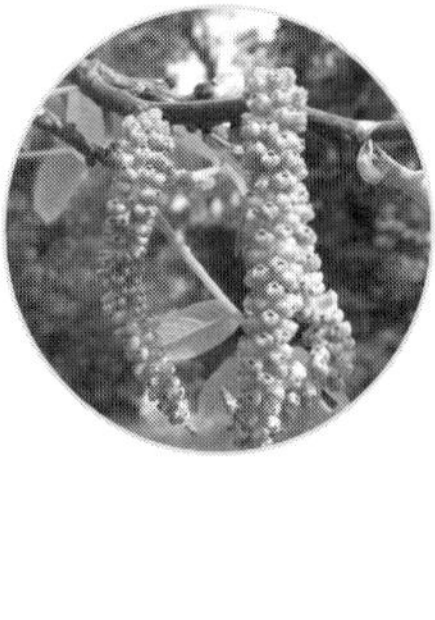

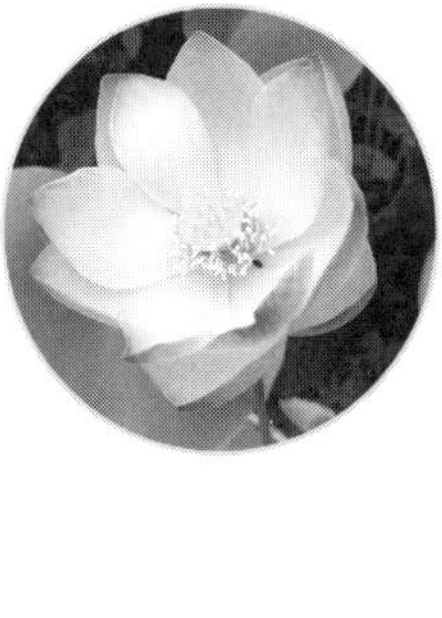

セルフヒーリングのステップ

「エネルギーフィールドで外殻を強める」

準備するものは、 ヤロウのエッセンスとその花の写真。 ヤロウの白い光が全身を包んでくれるのを感じましょう。

1 花の写真を見ながら、自分のヒーリングのために、母なる自然と植物が助けを与えてくれることに感謝の気持ちを感じる。

2 両足を地面につけて、大地とのつながりを感じる。

3 エッセンスを数滴、手のひらに落とす。

4 軽く手のひらをこすり合わせて、エッセンスのエネルギーを目覚めさせる。

5 両手を頭のてっぺんにあて、ヤロウのエッセンスが第7チャクラを活性化するのを感じる。

6 そこから手のひらを内側に向けたまま両腕をゆっくり上げる(万歳をするように)。

7 手のひらを返して外側に向け、 両腕を伸ばしたまま、 ゆっくりと身体の横(左右)に下ろす。手の動きとともに第7チャクラのエネルギーが頭頂から頭の上に昇り、そこから下に向かって身体のまわりを流れ、地面に降りていくのを感じる。

8 深呼吸して、光のシールドが自分のエネルギーフィールドの外殻を包むのを感じる。

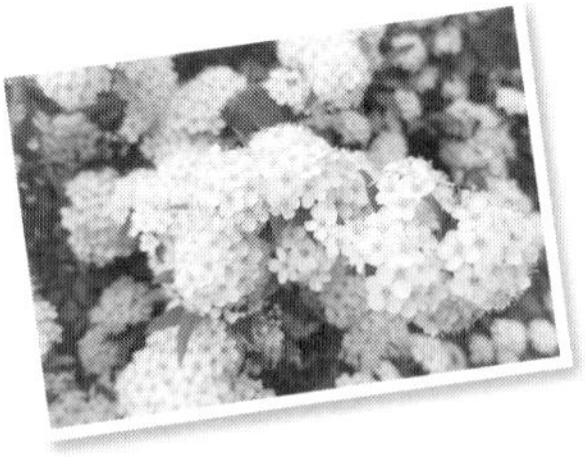

このセルフヒーリングのステップを自分で経験してみてから、セッションに応用してください。

エピソード
10

ハーブや精油
植物レメディとの組み合わせ

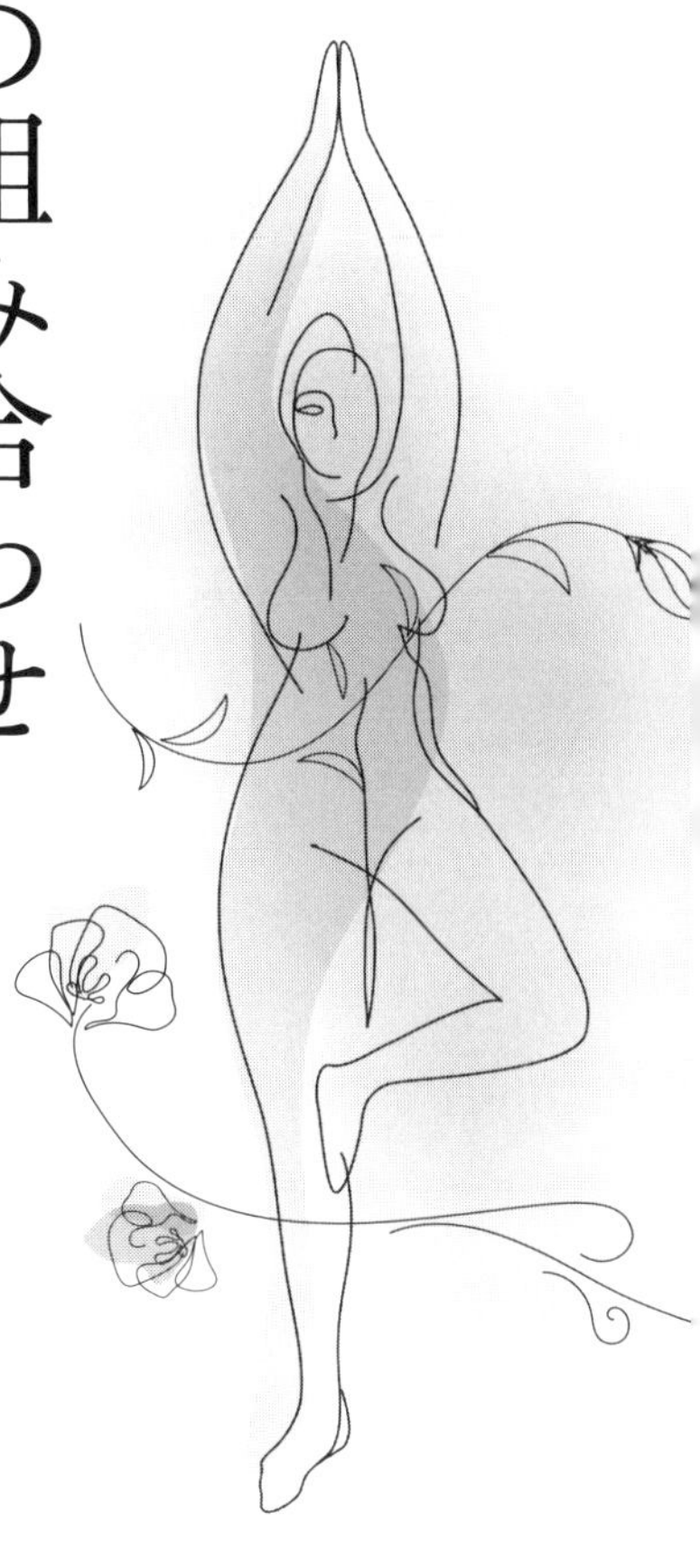

植物からのエネルギーをセラピーの現場で活かす

ここまでチャクラとフラワーエッセンスの基本的なことについてお話ししてきました。ここからは、セラピーの場で役立つフラワーエッセンスの実用的な使い方を見ていきたいと思います。

植物の力は目にみえないエネルギーレベルと、通常の物質レベルの両方で表現されます。

フラワーエッセンスは純粋にエネルギーのレベルで働きかけ、薬剤として用いる化学成分は純粋に物質レベルで作用します。薬草やアロマセラピーの精油は、その両方にまたがっています。

現代の西洋医学では、薬効がある植物を物質として分析し、肉体に作用を及ぼす化学成分を見つけ、それを抽出して薬剤として用います。西洋医学では、薬草やアロマセラピーの精油の効果も、含まれている化学成分の働きのみから説明されます。

しかし、薬草や精油の働きが化学成分によるものだけではないことを、セラピストの方は感じているでしょう。植物から作られるレメディには、化学成分だけでは説明できない効果があります。それはエネルギーという見方で理解するほうがずっと腑に落ちるものですし、薬学的な定義だけに頼るより、セラピーの効果を上げることにもつながります。

科学がまだ追いつかないレメディの偉大なる力

実際に、フラワーエッセンスはもちろん、薬草や精油といった植物由来のレメディは、プラクティショナーが自分の手でエネルギーを加える（活性化する）ことで、その効果がより引き出されます。それはこういったレメディにエネルギー的な性質があることを示しており、そして誰でも簡単な実験で試してみることができます。

東洋医学でいう「気」、アーユルヴェーダの「プラーナ」といった、肉体の生命を支えるエネルギーは、現代科学の機材ではまだ測定することができていません。ただ、人間の身体から出るフォトンの量や経絡の電気的な性質を測定するといった間接的な方法での裏づけはされています。

私の師でＮＡＳＡの気象物理学者からヒーラーに転じたバーバラ・ブレナン博士は、「科学でエネルギーフィールド（オーラフィールド）が測定できないのは、単にそういう精妙なエネルギーを感知できるセンサがないからに過ぎない。科学がもっと発展すればより鋭敏なセンサが開発され、ヒーリングが科学的に証明される」といいました。

他方で、物理的なセンサとは異なる、ある意味ではより精妙なセンサを私たちは持っています。それは私たちの手（触覚）であり、身体（体感）です。ヒーリングやフラワーエッセンスに関わるエネルギーは、方法さえ学べば、誰にでも感じ取ることができます。

たとえば多くのボディ系のセラピストは、「クライアントの身体を手で触ったときにその状態を感じる」経験があるのではないでしょうか。

多くの人はそれを経験から来る「勘」のようなものだと思っています。しかし、自分が用いているのが、具体的で実質のあるエネルギーの感覚だと気がつくと、セラピーの場における応用性、クライアントへのケア力がぐっと増します。それは意識して磨いていくことのできる感覚になるからです。

フラワーエッセンスについても、「飲んだときに即座にエネルギーの質や内的なシフトを感じる」感覚があります。普段から感覚の敏感な人は経験していることだと思いますが、今までそういうことに気づいた経験がなくても、自分の感覚にどのように意識を向ければよいのかを学ぶだけで、エッセンスのエネルギーの質は誰にでも経験することができます。私自身、過去28年、ヒーリングとフラワーエッセンスの分野で、エネルギーの知覚を学生たちに教えてきた経験からそういえるのです。

それぞれの植物には固有のテーマとなる性質（アーキタイプと私は呼んでいます）があります。そこから同じ植物から作られたフラワーエッセンスと薬草や精油を併用すると、相乗的な効果が得られるという現象が起こります。同じテーマについて肉体面と心の面の両方から作用させることができるため、より早く変化や癒しをもたらすのです。

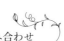

わかりやすい例にウイロウ（ヤナギ）があります。よく知られているバックレメディの1つです。

ヤナギの樹皮に鎮痛・消炎作用があることは、古代ギリシャの頃から知られていました。中世の医師で薬草学者であるカルペパーも、ヤナギには「冷やして熱を抑える」性質があると書いています。18世紀にはマラリア熱の治療に用いられ、19世紀に有効成分が化学的に分離されて、解熱・鎮痛薬として広く用いられるようになりました。これがアスピリンで、頭痛や発熱、リウマチや関節炎など、肉体の硬直と炎症を伴う症状に処方されます。

そして、ヤナギから作られるフラワーエッセンスのウイロウは、恨みやねたみ、苦々しさといった、人の内面にくすぶる感情の炎症を鎮め、感情の硬直を取って、流れをもたらしてくれます。ウイロウのエッセンスは、ヤナギの化学成分が肉体に対して与える作用を心のレベルでもたらすのです。

このように、特に昔から薬草として用いられてきた植物では、肉体と心への作用のわかりやすい対応が見られます。また、このつながりはチャクラからも読み解いていくことができます。次は、エッセンスと他のレメディを組み合わせて相乗効果の得られる、わかりやすい例を見ていきましょう。

エッセンスと他のレメディで得られるシナジー効果

●アルニカ

基本的な性質は「傷を癒す」。薬草としては打ち身やねんざ、内出血の治療に使われます。フラワーエッセンスは第1、2、3（肉体・感情・知性の働き）のチャクラに穏やかに作用し、外傷のショックからの回復を助けます。

けがや手術の傷がなかなか治らないとき、アルニカの軟膏やオイルを塗り、同時にエッセンスを服用すると回復を早めます。アルニカに含まれるヘレナリンには抗炎症作用がありますが、毒性もあるので開いた傷口には用いません。

●ダンディライオン

基本的な性質は「緩め、流す」。薬草としては胃を温め、身体の緊張を取ります。エッセンスは第3チャクラ（知性と自我の働き）の緊張を取ってエネルギーの流れをよくし、神経を緩ませます。

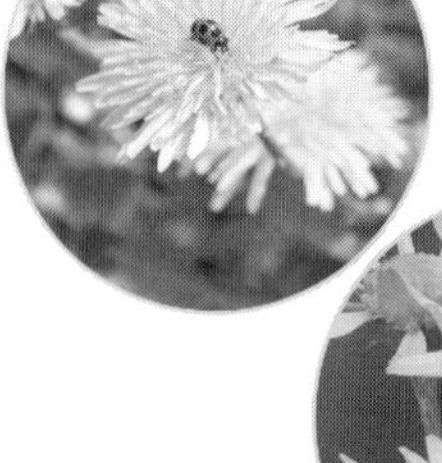

ダンディライオン

アルニカ

筋肉ががちがちでエネルギーもかたくブロックになり、通常のボディワークで効果が出ないようながんこなこりに、エッセンス、お茶、花を漬けたオイルを合わせて使うと効果的です。花のオイルが手に入らない場合は、マッサージ用のオイルにダンディライオンのエッセンスを混ぜて活性化することで代用できます。エッセンスはお風呂に入れることもできます。

●カレンデュラ

基本的な性質は「肌と感情のバウンダリを守る」。古代から皮膚の保護や傷の治療、肌の手入れに用いられてきました。エッセンスは第2と第3（自己感情と自我）のチャクラに作用します。花を漬けたオイル、精油、フラワーエッセンスを併用することで、肌（肉体のバウンダリ）の薄さを補い、健康な肌に導きます。

●キャモミール

基本的な性質は「温め、落ち着かせる」。薬草としては身体

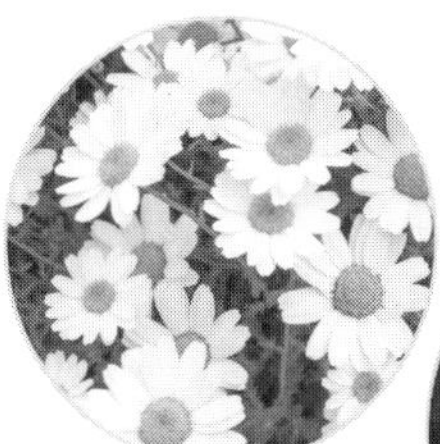

キャモミール

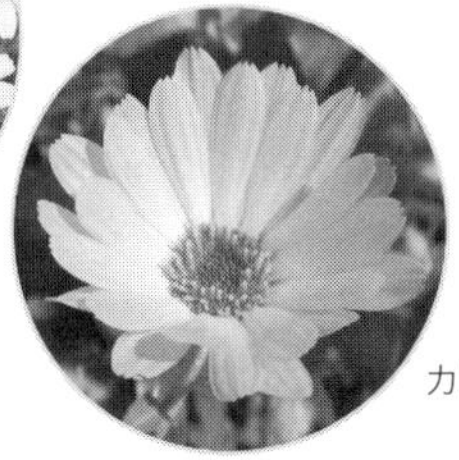

カレンデュラ

を温めて緩め、胃のあたりの緊張を取ります。エッセンスは第3と第2（知能活動と自己感情）のチャクラに作用し、溜め込んだストレスを流してイライラを鎮めます。

精油やオイルとフラワーエッセンスを併用することで、内側からも外側からも穏やかさと落ち着きをもたらします。

●ペパーミント

基本的な性質は「刺激して目覚めさせる」。ハーブや精油としては最初に熱の刺激を与え、その後に温度を下げてすっきりさせます。フラワーエッセンスは第3チャクラ（知性の働き）を刺激し、停滞しているエネルギーを押して動かす作用があります。

ハーブや精油とエッセンスを併用することで、エネルギーの停滞を取り、肉体を目覚めさせることができます。肉体の代謝が悪く、目詰まり気味で眠い、ぼーっとするようなときに効果的です。

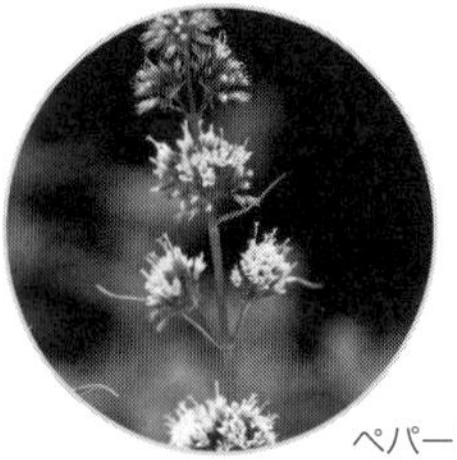
ペパーミント

●ヤロウ

基本的な性質は「自己のバウンダリを強め、守る」。古代から用いられてきた薬草で、傷を治し、皮膚をきれいにする作用が知られています。エッセンスは第7と第1のチャクラ（エネルギーフィールドの外殻と肉体のグラウンディング）に作用し、まわりの環境の影響に抵抗する力を高めます。

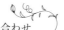

エッセンスと精油を混ぜてミストにすると、たいへん効果的なバリヤー作用があります。

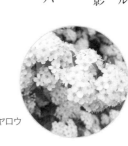

ヤロウ

●ラヴェンダー

基本的な性質は「緩め、落ち着ける」ことです。リラックスや安眠効果が有名で、マッサージでもよく使われます。精油や薬草としては筋肉や血管の緊張を緩めて血圧を下げ、頭痛や身体の痛みを和らげます。エッセンスは頭のまわりのチリチリしたエネルギーを取り、特に繊細で敏感な人の神経を落ち着かせます。薄紫の花の色にも象徴されるように、第6チャクラに作用します。

エッセンスと精油を合わせてミストにして、必要なときに頭のまわりにかけると、素早く相乗効果が得られます。

●ローズマリー

基本的な性質は「刺激し、目覚めさせる」。古代から「思い出すのを助ける」薬草とされ、記憶力の改善に役立つ化学成分のカルノシン酸を含みます。エッセンスは特に血行が悪く、手足が冷たく、反応が鈍くてぼーっとしがち、物忘れが多い、集中力がないといった場合に、意識を肉体にしっかりとつなげて目を覚まさせてくれます。第6と第1のチャクラ（記憶とグラウンディング）に作用します。

精油を混ぜたオイルで手足をマッサージし、エッセンスを服用するのが効果的です。

相乗効果には同じ植物から採られたレメディを合わせる以外に、テーマの似ている複数の植物を組み合わせることもできます。

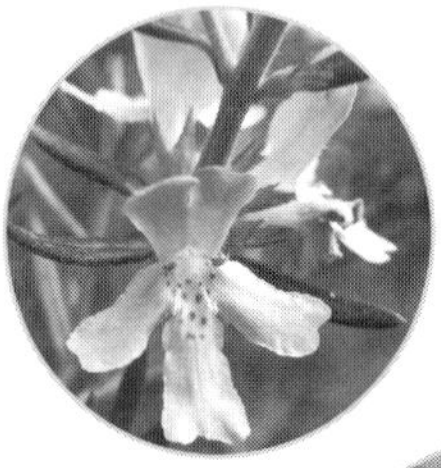
ローズマリー

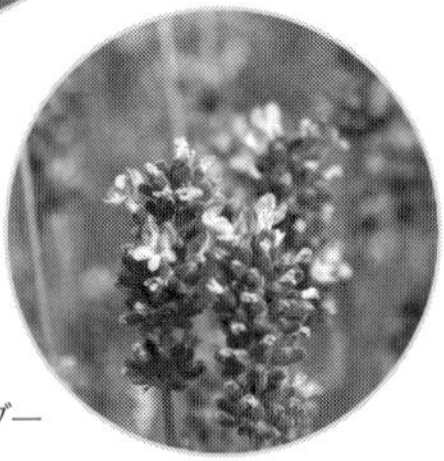
ラヴェンダー

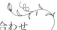

フラワーエッセンスの使い方

「精油と合わせて使う」

ボディワーク用のオイルと、 空間を浄化する噴霧用ミストの作り方を紹介します。

【ボディワーク用オイル】

同じ植物から作られたエッセンスと精油を組み合わせると、相乗作用を引き出せます。精油が作られていない植物の場合、花を漬けて成分を抽出したオイルにエッセンスを加えても効果があります。

[準備するもの]

●ボトル（60㎖）　●キャリアオイル（オリーヴ、アヴォカド、ホホバなど）

●用途に合わせたフラワーエッセンスと精油

[作り方]

❶60㎖サイズのボトルにキャリアオイルを八分目まで入れる。

❷精油を2滴入れる（用途と肌質に合わせて量は調節）。

❸フラワーエッセンスを4滴入れる。

❹ボトルの底を手のひらにリズミカルに打ちつけ、活性化する。

【噴霧用ミスト】

クラブアップルなど浄化作用のあるエッセンスと、すっきり系の精油で作ったミストは、部屋の空間をきれいにします。スプレーしたあと、よい香りがするだけでなく、部屋のエネルギーの変化を感じることができます。ヤロウのエッセンスを用いたミストは、外出前に身体から少し離して全身にかけると、周囲の環境に対するバリア効果を高めます。

[準備するもの]

●ミストボトル（60㎖）　●水　●用途に合わせたフラワーエッセンスと精油

[作り方]

❶60㎖サイズのミストボトルに水を八分目まで入れる。

❷精油を2滴入れる。

❸フラワーエッセンスを4滴入れる。

❹ボトルの底を手のひらにリズミカルに打ちつけ、活性化する。

1日で使いきれない場合は冷蔵庫で保存するか、常温で保存したい場合はブランディまたは焼酎を水の量のうち2割ほど入れる。

エピソード11

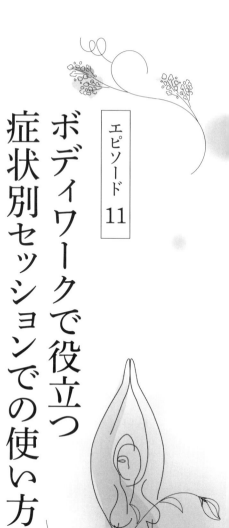

ボディワークで役立つ症状別セッションでの使い方

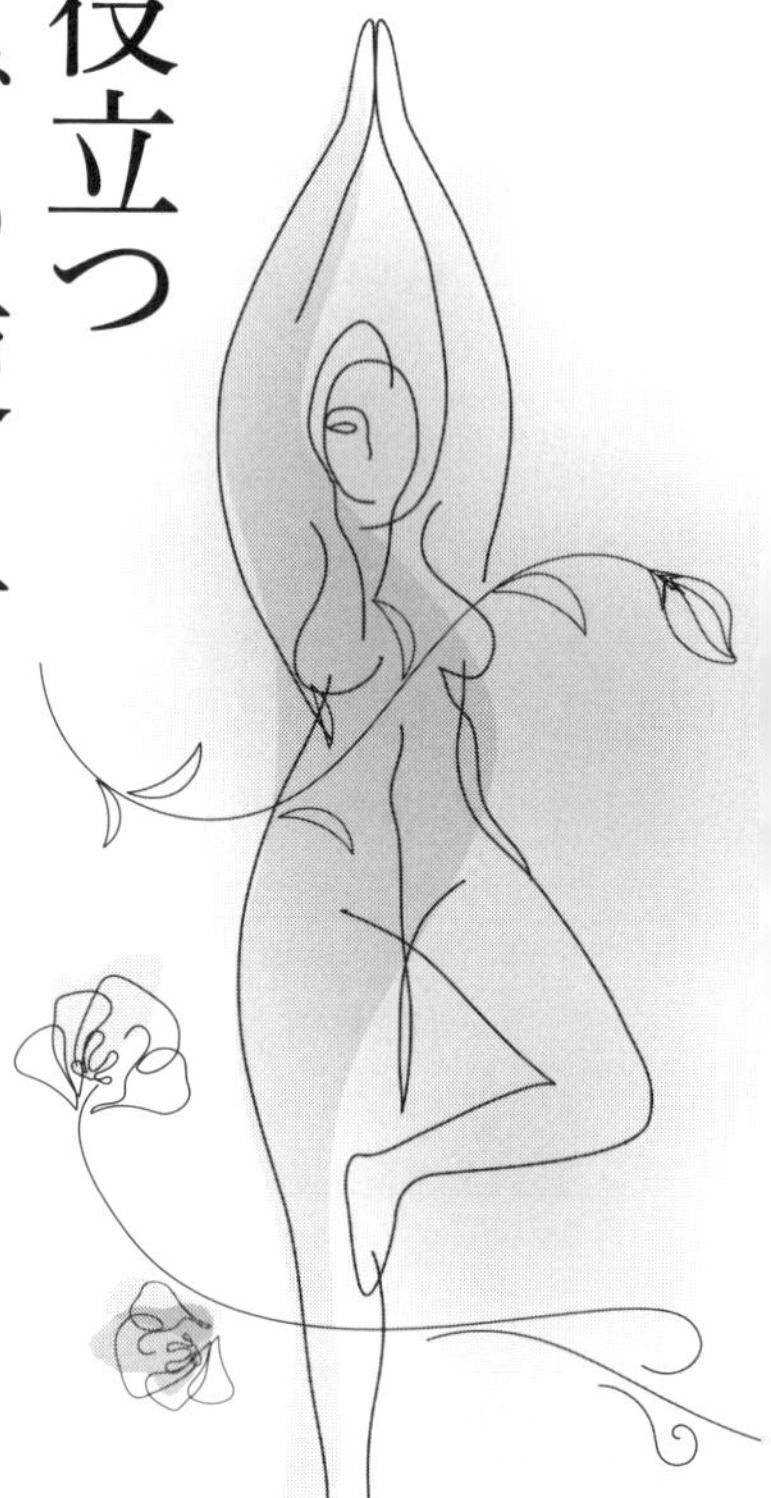

グラウンディングを助けるフラワーエッセンス

グラウンディングには「地面に足をつける」「エネルギー的に大地とつながる」という意味があります。

足裏や足首に施術をするリフレクソロジーや、足を土台に、重力に沿って身体と大地の関係を調整するロルフィングなどのボディワークは、足がしっかりと地面につくのを助けます。タイの古式マッサージも、脚の構造の歪みを取り、エネルギーのラインを整えることに重きを置きます。

足が地面にしっかりつくと、大地との関係性が安定し、身体全体が安定して支えられるようになります。そうすると腰や首もバランスよく支えられて楽になり、身体の動きもより自由になります。

多くのボディワークはグラウンディングを助けますが、フラワーエッセンスをボディワークと組み合わせると、さらに相乗的な効果が得られます。

なお、チャクラでいえばグラウンディングは第1チャクラの機能ですが、ハンズオン（身体に手をあてる施術）やハンズオフ（身体には手を触れず、身体の周囲のエネルギーフィールド＝オーラフィールドに働きかける施術）では、第1チャクラ（股間）に手をあてたり、近づけたりする必要はありません。

第1チャクラは股間に位置し、そこに手を近づけてエネルギーを流されると、一般の人でもセクハラ的なバウンダリーの侵犯を感じることが多くあります。これは過去に性的なトラウマのある人には避ける必要があり、特にセラピストとクライアントの性別が異なると、バウンダリーの問題が発生しやすくなります。

第1チャクラにエネルギー的に働きかけるには、そもそも手を股間に近づける必要はありません。エネルギー的には足の裏から股関節までの脚全体が第1チャクラとつながっているので足の裏、足首、膝にフラワーエッセンスを用いればよいのです。

ハンズオンとハンズオフのふたつのボディワーク

ボディワークでのエッセンスの使い方は、ハンズオンとハンズオフの2とおりがあります。

ハンズオンでもハンズオフでも、施術の前にエッセンスを2滴ほど手のひらに落とし、両手をこすり合わせるようにしてエッセンスのエネルギーを活性化します。施術の途中でエッセンスのエネルギーが使い果たされたように感じたら、追加のエッセンスで同じ活性化のステップをくり返し、施術を続けてください。

グラウンディングを助けるフラワーエッセンスとしては、エピソード3（46ページ）で

フラワーエッセンスの使い方

「ハンズオン、ハンズオフ」

フラワーエッセンスを活用する手技には、ハンズオンとハンズオフの2つのやり方があります。

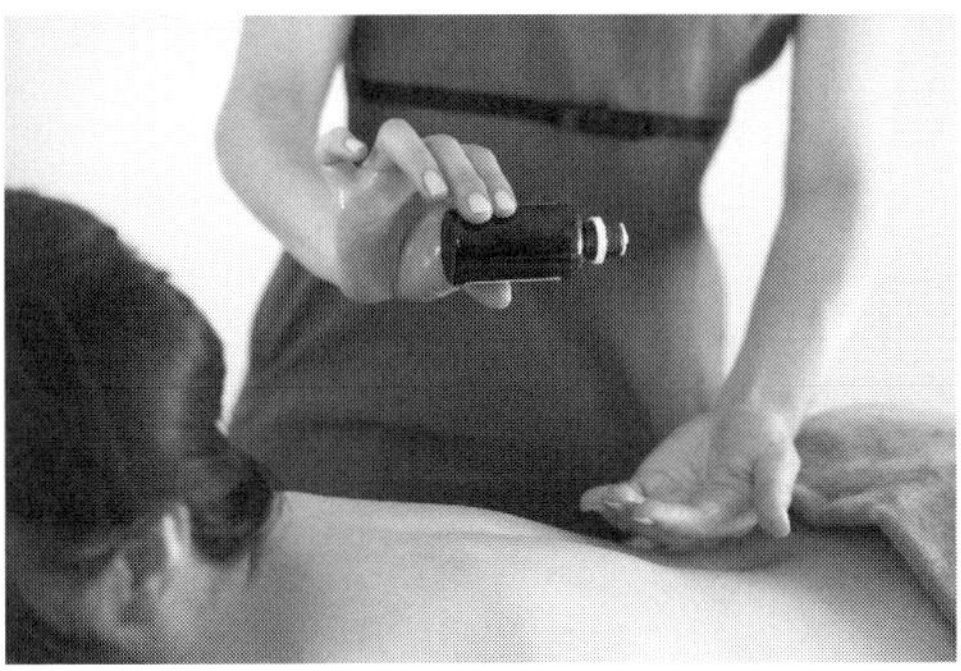

ハンズオン、ハンズオフともに施術前にエッセンスを2滴ほど手のひらに落とし、両手をこすり合わせるようにしてエネルギーを活性化させる。

ハンズオンはしばらくの間そっと手を置き、エッセンスが身体にしみ込むようにする。ハンズオフは身体には手を触れず行う施術となる。

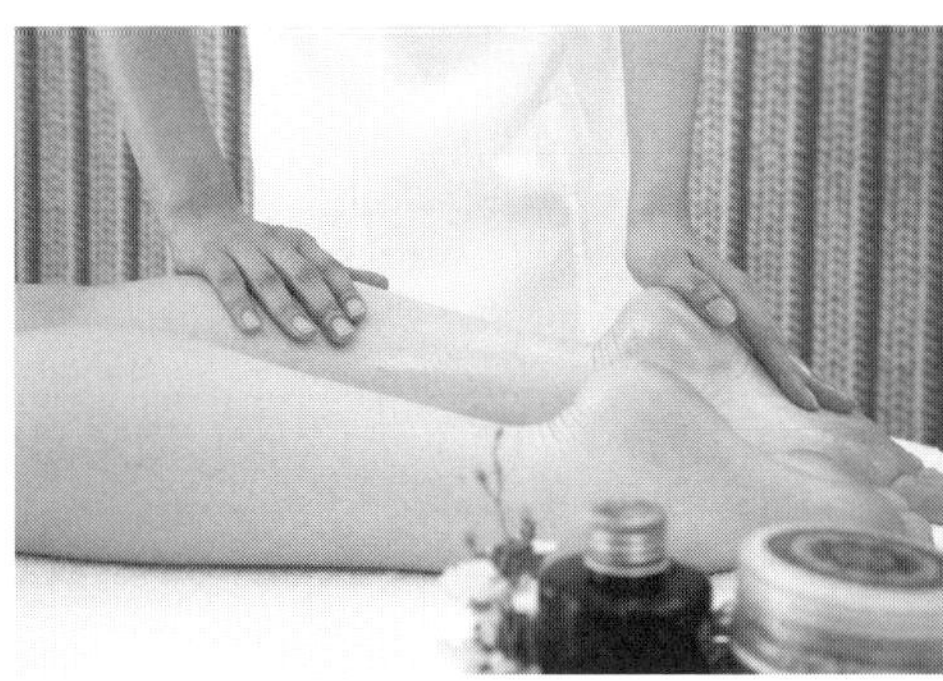

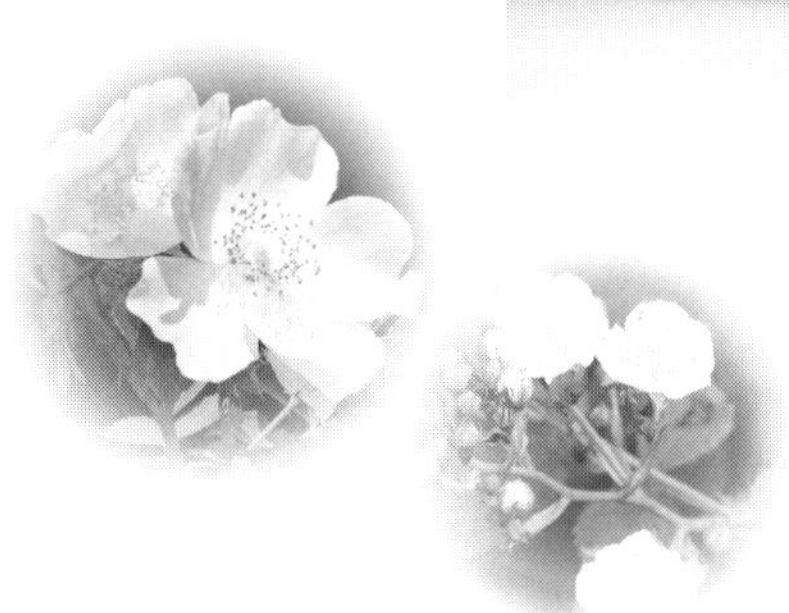

あげたエッセンスが使えます。

バックレメディのワイルドローズ、FESのカリフォルニア・ワイルドローズ、アラスカン・フラワーエッセンス・プロジェクトのプリックリー・ワイルドローズ、日本のノイバラなどで、これらはいずれも第1チャクラを大地につないで活性化します。

ハンズオンでは足の裏、足首、ひざの順に、そっと手を置いていきます。力を入れず優しいコンタクトを保ちながら、しばらくの間そこに手を置いて、エッセンスが身体にしみ込んでいくようにします。

ハンズオフでも足の裏、足首、ひざの順に作業をします。その部位から5〜10㎝ほどの距離でゆっくりとなでるように手を動かし、肉体を包んでいるエネルギーフィールド（オーラフィールド）にエッセンスのエネルギーを伝えていきます。

さまざまな神経系を緩める

神経を緩めてリラックスさせるには、ダンディライオン、キャモミール、アグリモニー、ディルなどがおすすめです。いずれも第3チャクラに働きかけるエッセンスです。ボディ

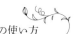

ワークの前にフラワーエッセンスを用いると、リラックスした状態でセッションを始められます。

筋肉と神経の両方に緊張がある場合にはダンディライオン。胃のあたりに緊張があり、ちょっとしたことでイライラしがちな場合にはキャモミール。あれかこれかで迷いが多く、神経が休まらない場合にはアグリモニー。仕事や生活の中で、外から入ってくる情報が多過ぎて消化不良気味となり、神経が圧倒されている場合にはディル。

ハンズオンでは胃の上あたりにそっと手を置きます。力を入れずに優しいコンタクトを保ちながらしばらく手を置いて、エッセンスがしみ込んでいくようにします。

膨満感があるなどでクライアントが腹部に手を置かれたくないという場合にハンズオフも可能です。手を身体から5～10㎝ほど離して、胃を中心にお腹のあたりを軽くなで、エネルギーを落ち着かせるように手を動かします。エネルギーが緩んで流れ出し、身体がほっと楽になるのを感じるでしょう。

この施術で十分に神経が緩まない場合には、ヴァーヴェインのエッセンスを手にとり、副腎（腎臓の上部あたり）に手を置きます。クライアントが仰向けになっている場合は、横向きか、うつぶせになってもらうとよいでしょう。

この際、手をあてながらセラピストも深くゆっくりと呼吸して、クライアントの身体が交感神経系から副交感神経系にシフトするのを助けます。ヴァーヴェインは物事に夢中になりやすく、興奮が続いて神経に負担をかけるタイプに特に効果があります。

また、神経の繊細なタイプや細かなことがいろいろと気になるタイプで、神経の緊張から消耗しがちな人にはラヴェンダーも効果があります。

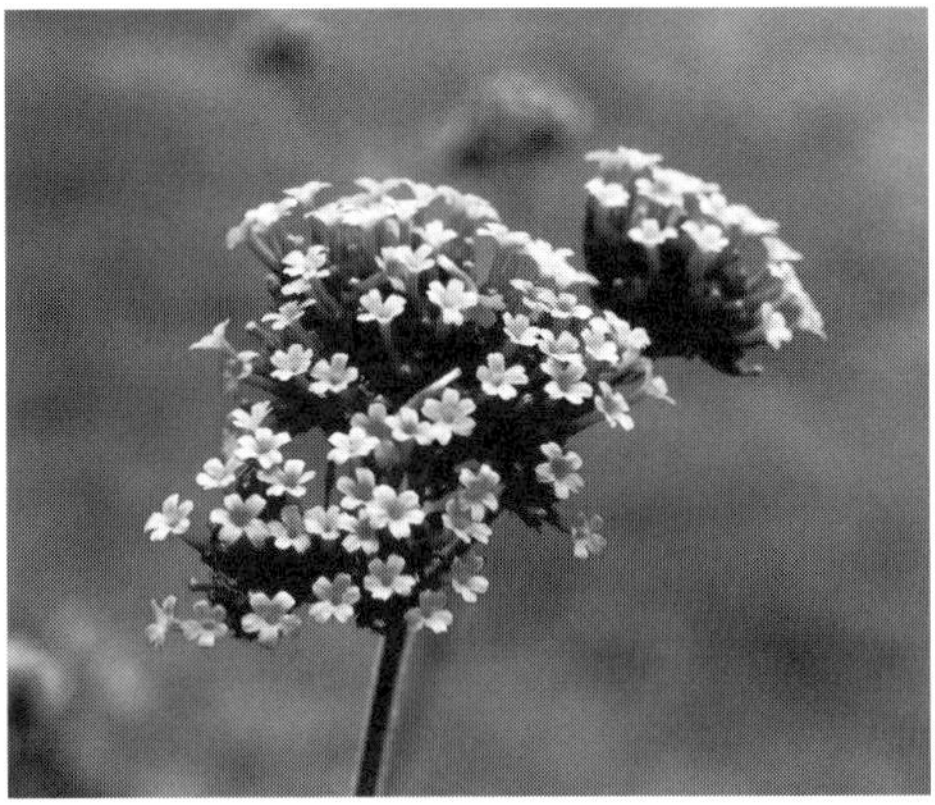
興奮が続いて神経に負担をかけるタイプに特に効果がある「ヴァーヴェイン」。

第6チャクラに作用して頭のまわりの緊張をとる

神経が繊細で頭部のまわりに緊張がある場合はラヴェンダーが、あれこれと考えたり、心配したりすることがやめられなくて心が休まらない場合には、ホワイトチェスナットがおすすめです。どちらも第6チャクラに作用します。

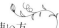

額の真ん中にある第6チャクラは敏感なチャクラで、直接手をあてられると圧力を感じる人も多いため、手はあてません。ハンズオンではこめかみにそっと手をあてることで、エッセンスのエネルギーは第6チャクラに届きます。

ハンズオフでは頭部を包むエネルギーフィールドへの施術で10～15㎝くらい離して行います。ラヴェンダーを使うときには頭のまわりのエネルギーのピリピリした感じを鎮めるように、ゆっくりと手を動かします。ホワイトチェスナットを使うときには、頭のまわりのせわしないエネルギーをとり除くように、すっすっと指で掃除をするように、すいていきます。

エネルギーを緩めて肩と首の緊張やかたさをとる

肩や首の緊張やかたさを取るには、エネルギーを緩めて流すダンディライオンがおすすめです。

ハンズオンでは肩、それから首の後ろに手を置き、それぞれの部分にしばらく手を置いてエッセンスをしみ込ませます。ハンズオフでは肩や首など凝っている箇所のエネルギーフィールドを、指ですくようにしてエネルギーの通り道を作ります。この部分は非常にかたく凝っていることが多いので、ハンズオフとハンズオンを交互に繰り返すと、効果を感じやすくなります。

後頭部にがんこなこりや塊のようなかたい部分がある場合は、エネルギーのブロックがあることが多く、このブロックは、体幹から首を通って目へと流れるエネルギーを遮るので、目の疲れやすさにつながります。

頭をよく使う人は頭のまわりに強いエネルギーを溜めがちですが、そのような人で後頭部にブロックがあると、頭に集まったエネルギーが首から下に循環するのを妨げて頭痛の原因になることもあります。後頭部のブロックを取り除くと、多くの場合、視力や慢性の頭痛に改善が見られます。

ただし、頭痛が起きている最中は、首より上にエネルギーを流すことは禁忌ですので、避けてください。頭痛の最中に頭にエネルギーを流すと、追加のエネルギーでぱんぱんになり、頭痛がひどくなります。平時に首や肩のブロックを取り、頭と体幹の間のエネルギーの流れをよくするようにします。

特に食後に頭がぼんやりする場合、ペパーミントで頭のまわり、胃の周辺、すい臓のあたりをケアします。ハンズオフで頭のまわりをなでるようにしてエネルギーフィールドにしみ込ませ、次にハンズオンで胃とすい臓のあたりにそっと手をあてます。

普段から意識がぼんやりとしたり、物忘れが多かったりする場合、あるいは朝なかなか目が覚めない場合にはローズマリーがおすすめです。ハンズオンで足の裏と足首に手をあててエッセンスをしみ込ませます。次に頭のまわりのエネルギーフィールドを上から下にすくようにし、最後にこめかみにそっと手をあてます。

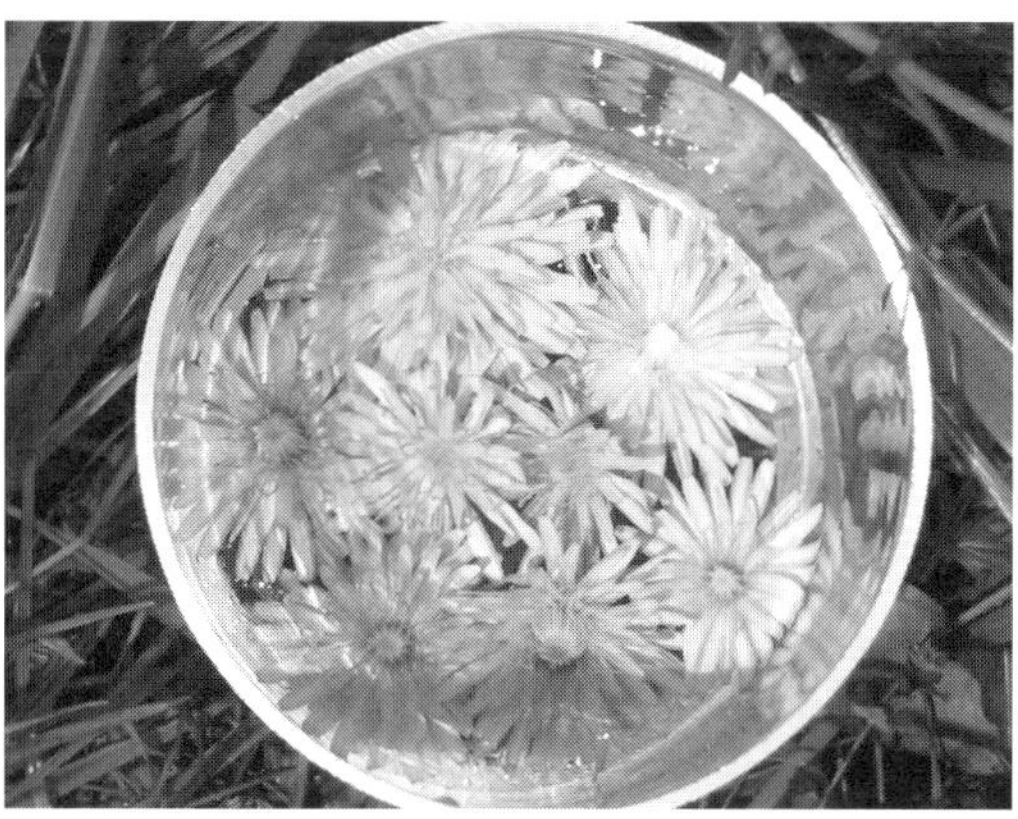

肩や首の緊張や硬さには、エネルギーを緩めて流すダンディライオンが効果的。

自身の手技と組み合わせて相乗効果を得る

フラワーエッセンスを用いたハンズオンとハンズオフは施術前に用いて、クライアントの身体や神経を緩ませたり、施術の終わりに仕上げとして用いたりすることもできます。またボディワークのタイプによって施術の最中に組み入れることも可能です。

エッセンスの選択は、ここでは汎用性が高く、誰にでも使えるものをあげていますが、さらに具体的なニーズや悩みに対応するエッセンスについては、拙著『フラワーエッセンス事典』を参照してください。

フラワーエッセンスを用いたハンズオンとハンズオフの施術は、実は非常に奥行きのある分野です。自分が専門とする手技と、フラワーエッセンスの知識と技量を組み合わせることで、大きな相乗効果を生み出すことができるでしょう。

セルフヒーリングのステップ

「肩と首を緩めるハンズオンとハンズオフ」

頭をよく使う人は頭のまわりに強いエネルギーを溜めがちです。ここでは肩と首を緩めるハンズオンとハンズオフのケアをご紹介します。

1 ハンズオンのケアでは、首の後ろから後頭部に手をあて、エッセンスのエネルギーをしみ込ませる。

2 ハンズオフでは首の後ろから後頭部のあたりを5〜10cmほどの距離で上から下に指ですくようにしてエネルギーの流れを作る。

3 首が楽になった感じがするまで繰り返す。

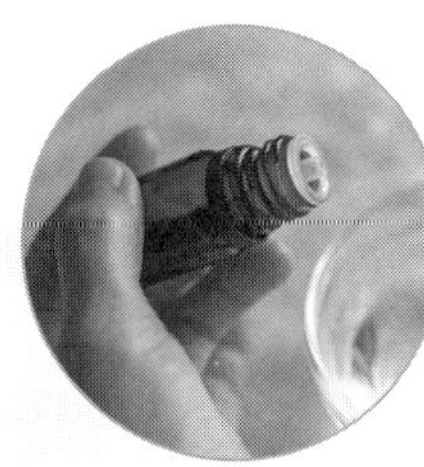

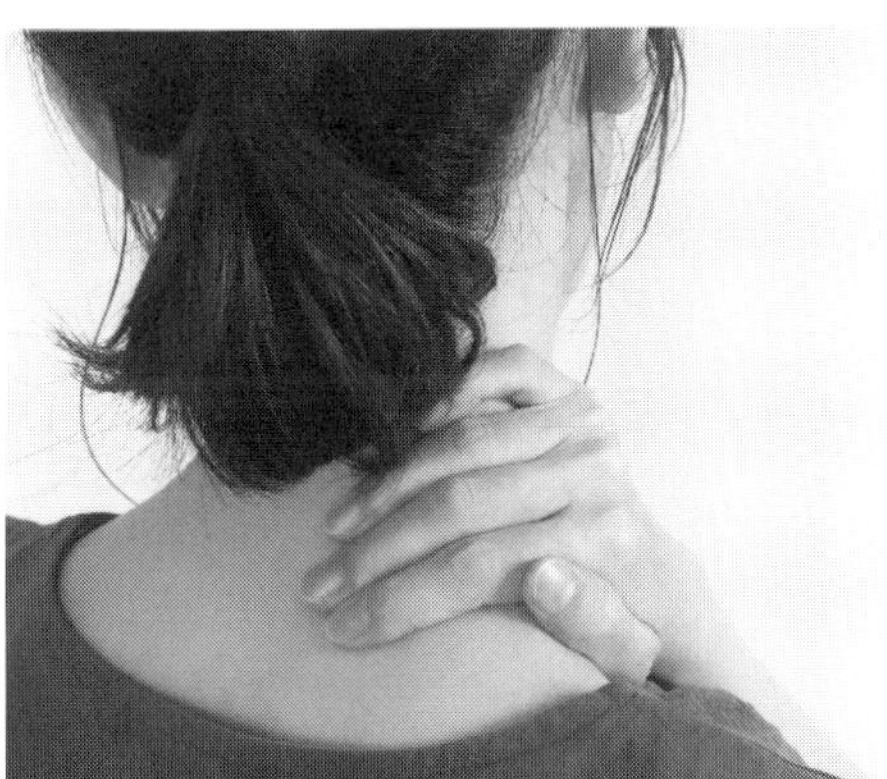

エピソード 12

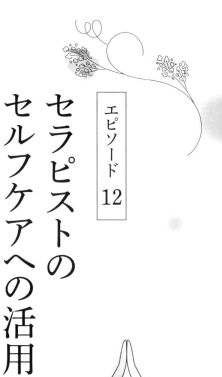

セラピストのセルフケアへの活用術

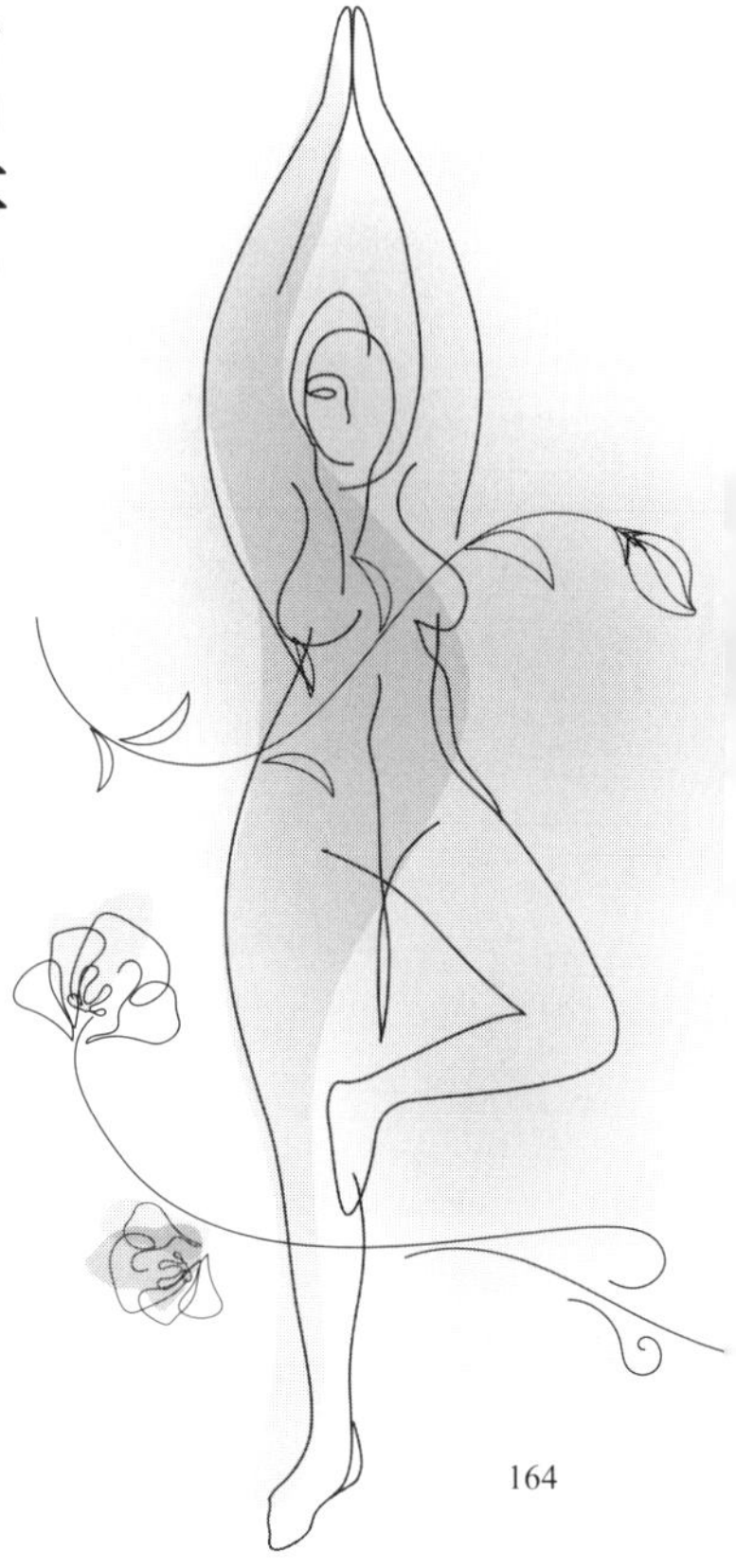

セラピストの疲労を防ぐセルフケアの重要性

最後の項では、セラピーを仕事とする人たちが、長く充実して仕事を続けていかれることを願って、セラピストのセルフケアをテーマに揚げます。

ヒーラーとして30年近く仕事をしてきた私自身の経験から、そして多くの先輩や同僚たちを見ても、長く仕事を続けることができている人は皆、自分自身の心と身体の健康を保つためのセルフケア、セルフサポートを実践しています。

他の人にケアを提供する仕事を続けていくためには、実は仕事と個人のニーズのバランスを保っていくことが大切です。クライアントをケアする仕事は、セラピストが自分で気づく以上にエネルギーを消費します。セラピーはその種類に関わらず、何らかの形でクライアントにエネルギーを手渡す作業だからです。

施術でクライアントの身体に手を置けば、エネルギーが流れるのはもちろんですが、エネルギーフィールドからの伝達は手を触れなくても起こります。面談から見送りまで、クライアントへの気配りを通し「エネルギーを配って」いるのです。

施術の間は、グラウンディングをして足から大地のエネルギーを汲み上げ、それをクライアントに流す習慣をつけておけば、施術の間に流すエネルギーについては補給ができます。しかし、グラウンディングせずに自分が溜めているエネルギーを与える形で施術をしたり、施術以外の気配りで消耗するエネルギーが多かったりすると、身体や精神が疲労します。

そうなると仕事への意欲も低下し、自分で選んで始めたはずの仕事が、単なる「仕事」に感じられるようになるのです。

フラワーエッセンスとチャクラの知識を活かして

このようなセラピストの疲労を防ぐためには、日常的な食事管理や十分な睡眠、運動などのメンテナンスはもちろんですが、フラワーエッセンスも大きな助けになります。

自分の心身をよいコンディションに保つことは、クライアントによいケアを提供することにもつながりますし、セラピストがセルフケアを実践することで、クライアントのお手本にもなります。セラピストの姿勢はエネルギーの共振を通してクライアントに伝わるからです。

そのため、クライアントのためにも、セラピストは自分を大切にし、セルフケアをするべきなのです。

これまでそういう習慣のなかった人は、どこから始めたらよいのか、わからないかもしれませんが、そのためにチャクラの理解が役立ちます。「チャクラ・システム」（次ページ）は肉体と心の機能を統合的に示す地図であり、人間の心と身体のニーズについて、わかりやすい指針を与えてくれます。

第1チャクラの消耗は肉体疲労の現れ

セラピストとして忙しく働いていると、ついつい自分自身の身体や心のケアを忘れがちです。自分のことをする時間がない、あるいは家に帰る頃には疲れて、そんな気力がない場合もあるでしょう。

疲れて動きたくない、何かをする気力が出ないというのは、第1チャクラが消耗し、エネルギーが低下しているサインです。そんなときには第1チャクラをサポートするフラワーエッセンスの助けを借りましょう。

大地に深く根をはるワイルドローズは、第

心と身体のニーズがわかる「チャクラ・システム」

消耗しているチャクラ	心と身体の整え方
第1チャクラ	自分の肉体のケア
第2チャクラ	自分の感情のケア
第3チャクラ	仕事のストレス対策
第4チャクラ	自分を支えてくれる人たちからサポート
第5チャクラ	プロとしての仕事のやりがいの再認識
第6チャクラ	将来的にこうなりたいという 夢やヴィジョンを明確に持つ
第7チャクラ	広い世界と自分をつなぐ視点を持つ

1チャクラを刺激してグラウンディングを強め、大地のエネルギーを身体に取り入れる力を強めます。

仕事に体力が追いつかず、「本当にこの仕事を続けたいのか」と迷うようなときには、カリフォルニア・ワイルドローズ。第1チャクラを刺激して大地のエネルギーにつながるのを助け、同時にハートチャクラ（第4チャクラ）を開き、やりたいことへの情熱を取り戻すのを助けてくれます。

毎日毎日働いても先が見えず、「もうこれ以上無理」と感じるようなときには、ホーンビームのエッセンスが停滞したエネルギーを押し流し、蓄積した疲労や倦怠感を流してくれます。溜まっていたものが押し流されることで、生命エネルギーの流れが回復します。ホーンビームは「更新作用のエッセンス」でもあるので、新しい視点で自分の仕事や状況を見直し、古いパターンを手放すことも手伝ってくれます。

いつも時間に追われ、アドレナリンを出しきるような働き方をして疲労困憊《ひろうこんぱい》になっているときには、オリーヴもよく使われます。

ジニアやナスターシアムなどの鮮やかな赤色の花も、第1チャクラを刺激して肉体の活力を取り戻すのを助けてくれます。

第2チャクラに働きかけて感情のケアを行う

セラピストとしての仕事を長く続けていくためには、仕事に満足感があることが重要です。「自分がやりたいことをやれている」「仕事にやりがいを感じられる」ことが、感情的な充足感と自己価値の感覚につながります。

やってもやっても手応えや達成感のない仕事を続けるのは難しいものですし、やるべきことを自分がやれているかどうかをまわりの評価に依存し過ぎると、他の人の言動に左右されてエネルギーを消耗します。

セラトやセントーリ、ジェンティアンなど、第2チャクラに働きかけるエッセンスは、自己価値の感覚を外部からの評価ではなく、自己の内面に根づかせて直し、健全な状態に育てるのを助けます。プレッシャーを感じると、お腹を壊したり、逆に便秘になったりするなど腸の機能が低下する人は、ストレスを第2チャクラで感じるタイプです。このような場合には、オレンジ色の鮮やかなカレンデュラが第2チャクラの機能を内側から高め、自己感情を強めてバウンダリーを安定させ、まわりの影響から守ってくれます。

第3~7チャクラの消耗別エッセンスとは？

対人関係や職場のストレスで胃が痛くなる人は、ストレスを第3チャクラで受け止めています。第3チャクラが発達した人は頭の回転が速く、仕事ができる人です。そのためいろいろ考え、気を遣い過ぎて神経を緊張させ、そのストレスが胃に伝わって神経性の痛み、食欲低下、消化不良などの不調として現れます。

キャモミールは第3チャクラを緩めてエネルギーの流れを開き、神経の緊張を緩めて楽にします。

親しい人々との関係は、セラピストを続けていくにあたって、活動を支えてくれる大切なサポートです。思っていることを何でも話せる気のおけない友人や家族、あるいは言葉はなくても自分のことをわかってくれるペットなど、大切な存在と過ごす時間はハートチャクラ（第4チャクラ）に滋養を与えてくれます。自分自身のハートが滋養を受けとることで、クライアントに対して慈愛のある形で接することが自然にできるようになります。

それでも時には苦手なクライアントや難しいケースなどに突き当たり、気が滅入ったり、落ち込んだりしてしまうときもあるでしょう。そんなときには柔らかなボラージュが、ストレスで萎縮したハートを広げて弾力性を取り戻させ、心を軽くしてくれます。


第5チャクラの働きは社会における自分の役割を知ることです。セラピーの仕事を選ぶ人は、元々この分野に興味があって自分で選んだ人が多いと思います。

他方で「仕事はしているが、本当にやりたいことなのか確信がない」「始めてみて意外と難しく、迷っている」といった人もいるかもしれません。そのような場合には、ワイルドオートやラーチが自分の内面を整理してくれます。

自営でセラピストとして働き始め、今はとにかく仕事を成り立たせるためにがむしゃらに働いている人、あるいはいつか独り立ちすることを目指しながらサロンで働いている人もいるでしょう。

どちらの場合でも「将来的に自分はどんな仕事がしたいのか」のヴィジョンや夢を持ち、それを育て続けることが大事です。それはこの仕事を続けていくための土台となり、10年、

20年、30年後に「セラピストとして働いてよかった」といえる将来につながります。

第6チャクラは夢とヴィジョンを司ります。それに対応するアイリスのエッセンスは、伸び伸びと夢を描くためのインスピレーションを与えてくれます。

第7チャクラはすべてのチャクラを統合する精神性のチャクラです。精神性というのは、自分が誰であるかをより大きく高い視点から見るのを忘れないということです。自分は母なる自然の一部であり、自然に支えられて生きていることを思い出し、それに感謝すること。フラワーエッセンスは自然から配された贈り物であり、それを使うことで自然の助けを借りながら他の人たちの手助けができます。使うたびに自分と花々、人間と自然の深いつながりを思い出させてくれるのです。

レイディーズマントルは地球とつながり、1つの大きな生命（ガイア）だと感じることを助けてくれるエッセンスです。

フラワーエッセンスの尽きないおもしろさと可能性を感じてもらい、さまざまな分野のセラピストや志望者の方に応用してもらえることを祈っています。

第１〜第７チャクラに作用するフラワー

ここでは、それぞれのチャクラの働きを象徴的によく表しているエッセンスについて紹介します。

第7 チャクラ	**レイディーズマントル**	地球を覆う緑の生命力につながり、それを自分自身やクライアントの癒しのために使うことを可能にする
第6 チャクラ	**アイリス**	高い世界につながり、その視点から自分の才能を見渡すのを助ける
第5 チャクラ	**ワイルドオート ラーチ**	自分が歩むべき道へと導いてくれる
第4 チャクラ	**ボラージュ**	気持ちを明るくして勇気を与えてくれる
第3 チャクラ	**キャモミール**	ハーブティーと併用しても効果的
第2 チャクラ	**セラト セントーリ ジェンディアン**	自分を受け入れ、自分の力を信頼するのを助ける 自己価値の感覚を育てる
第1 チャクラ	**カリフォルニア・ ワイルドローズ ホーンビーム オリーブ**	大地とのつながりを強め、肉体の活力と持久力を高める この世界に生きる意志を強める

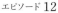

コラム

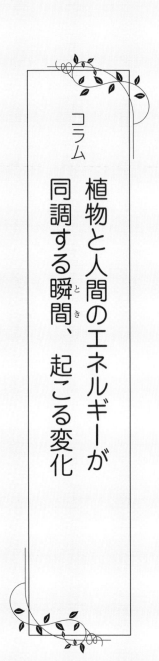

植物と人間のエネルギーが同調する瞬間《とき》、起こる変化

［7つのエネルギーフィールドと肉体との関係性］

波動医療（ヴァイブレーショナル・メディスン）という言葉は、1988年に出たリチャード・ガーバー医師の著作で広く知られるようになりました。ガーバー医師は波動医療を「さまざまな形と周波数のエネルギーを用いて病気を診断し、治療する手法」と定義し、通常医療のレントゲンや電気刺激療法などから、より精妙な生命エネルギーの流れに働きかける鍼灸、ホメオパシー、フラワーエッセンス、エネルギーヒーリングまでをその中に含め、「波動医療は通常医療を補完する」と考えました。

現在、特にホリスティックセラピーで、さまざまな形で生命エネルギーに働きかける手法が、エネルギー医療や波動医療と呼ばれます。その土台となるのは、「人間は肉体とエ

コラム

ネルギーフィールド（オーラフィールド）からなっている」という考え方です。この理論は、１９８８年に出版された、ＮＡＳＡの気象物理学者からヒーラーに転じたバーバラ・アン・ブレナン博士の著作『光の手』によって、世界中に広まりました。

すべての生命はエネルギーフィールドを持ちます。人間には７つのエネルギーフィールドがあり、それぞれが特定の振動数（周波数）の帯域で振動しています。波動医療では、肉体とエネルギーフィールドの違いは、エネルギーの周波数帯域の違いのみだと考えます。つまり肉体もエネルギーフィールドの一部で、それ以外のエネルギーフィールドよりずっと振動が粗く、密度の濃いフィールドです。

それぞれのフィールドがエネルギーに満ちてバランスがとれ、フィールド全体が調和しているとき、心身は健康な状態にあります。フィールドの乱れや不協和音は不調として経験されます。

エネルギー医療や波動療法では、肉体より微細な振動を持つエネルギーフィールドの乱れを見つけ、バランスさせます。エネルギーフィールドに起きた変化は、共振を通して肉体にも伝わります。

エネルギーの滞りや偏り、漏れ、振動の乱れなどを見つけてバランスさせると、肉体の

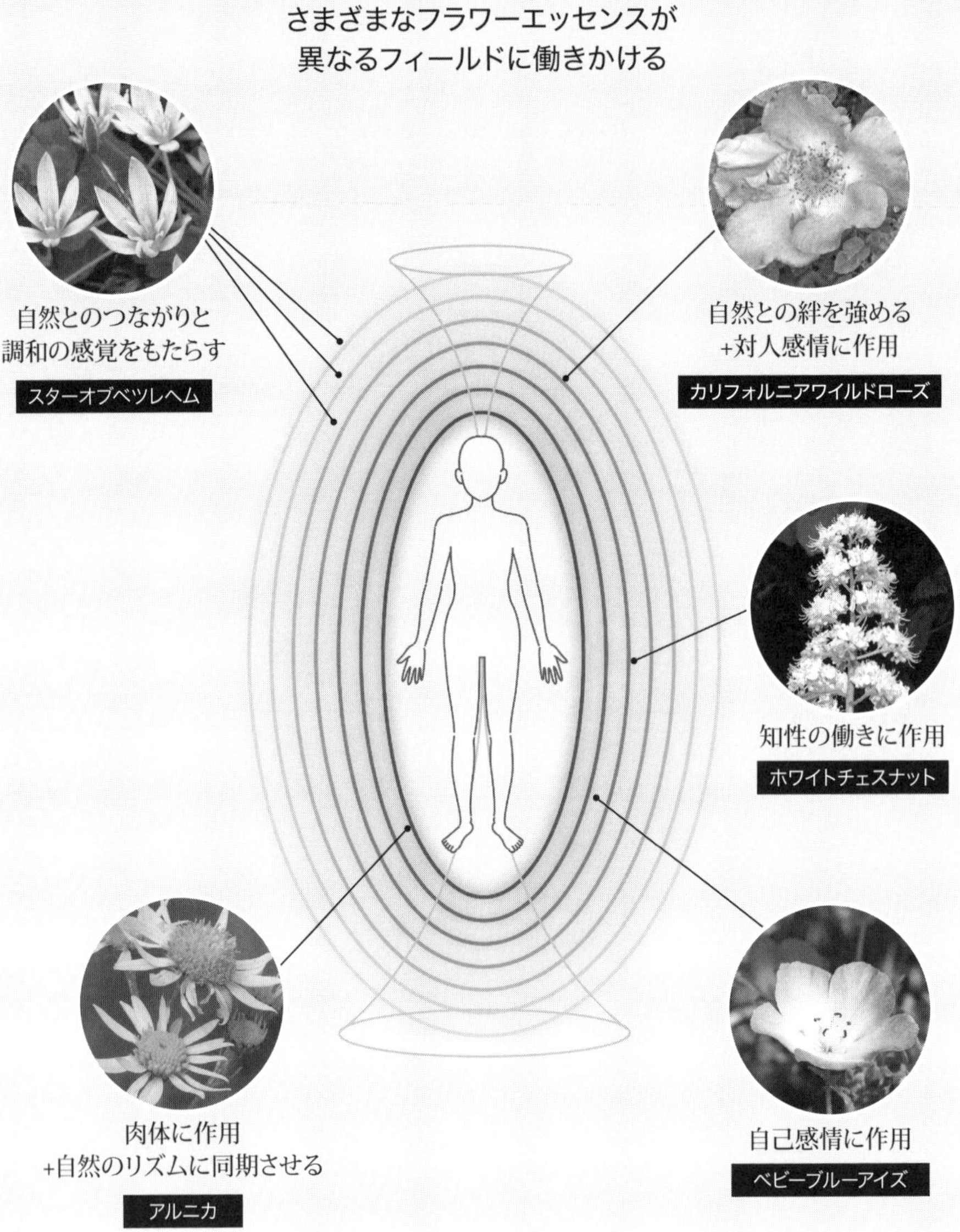
さまざまなフラワーエッセンスが
異なるフィールドに働きかける
自然とのつながりと
調和の感覚をもたらす
スターオブベツレヘム
自然との絆を強める
+対人感情に作用
カリフォルニアワイルドローズ
知性の働きに作用
ホワイトチェスナット
肉体に作用
+自然のリズムに同期させる
アルニカ
自己感情に作用
ベビーブルーアイズ

コラム

病気として形になる前に防ぐことができます。これは漢方でいう「未病」の考えに通じるものがあります。

現代の西洋医療では肉体の不調に病名をつけ、薬剤や手術などで症状を取り除きます。エネルギー医療や波動療法では、人間を「エネルギーフィールド＋肉体」として見、その全体をバランスさせることで、自己治癒力を最大限に引き出します。

そして、エネルギーフィールドへの働きかけは、その中枢であるチャクラを介して、身体と心の両方に作用します。振動するエネルギーは、共振や共鳴作用を通してまわりのものに影響します。影響には強める、弱める、打ち消す、変化させるなどがありますが、基本的に大きなエネルギーフィールドから小さなエネルギーフィールドに、強いフィールドから弱いフィールドに伝わります。

［波動療法としてのフラワーエッセンス］

人間や動物、植物にもエネルギーフィールドがあり、互いに影響し合います。

たとえば森林のフィールドは、それを形成する樹木、植物とそこに住む無数の生命たちのフィールドからなり、オーケストラのように豊かな調和を形成しています。森林に足を踏み入れると、その圧倒的に大きく調和されたエネルギーフィールドに包まれ、人間の小さなエネルギーフィールドは自然にそれと同調します。そのとき、人は深い落ち着きと安らぎを覚え、しばらくそこにいると自分がきれいになった、満たされた感覚を覚えます。これはフィールド自体に変化が起きたためです。

　波動療法は、エネルギーフィールドとそのバランスに働きかけます。フラワーエッセンスは、それぞれの植物に固有の性質が、エネルギーの振動パターンとして水に転写されたものです。この精妙なパターンは人間のエネルギーフィールドに直接伝わり、心と身体に影響を与えます。

　西洋医学の薬剤は、身体の生化学反応を通じて特定の作用を引き起こします。しかし、フラワーエッセンスの働きはそれと全く異ります。薬剤は誰にでも同じ反応を引き起こすのに対し、取り入れた人のエネルギーフィールドの状態に応じて異なる形で作用します。セラピーの場で用いるときには、単純にクライアントの悩みとエッセンスの効能を結びつけるのではなく、エッセンスの元になる植物と、クライアントの個性や状態が一致するように意識することで、効果を最大限に引き出すことができます。

参考文献

Bach, Edward. The 12 Healers and Other Remedies. 1936.

Bach, Edward. Barnard, Julian, ed. Collected Writings of Edward Bach. 1987.

Bear, Jessica, N.D. Practical Uses and Applications of the Bach Flower Emotional Remedies. 1993.

Bruyere, Rosalyn. Wheels of Light. 1994.

Culpepper, Nicholas. The English Physician. 1652.

Kaminski, Patricia. Flower That Heals: How to Use Flower Essences. 1998.

Kaminski, Patricia. Touching the Soul. 1998.

Katz, Richard; Kaminski, Patricia. FES Flower Essence Repertory. 1994.

『光の手（新訳版）』バーバラ・アン・ブレナン著（河出書房新社）

『癒しの光』バーバラ・アン・ブレナン著（河出書房新社）

『フラワーエッセンス事典』王由衣著（小社刊）

おわりに

この本のもととなった原稿は、『セラピスト』誌（小社刊）に、２０２１年12月号から12回にわたって連載された「〝エネルギーメディスン〟フラワーエッセンス療法」の記事です。雑誌記事の制限上、取り上げることのできる花の数には限りがあり、ここでは特にセルフヒーリングや各種セラピーとの併用に、使いやすいエッセンスを選びました。

エネルギーメディスンとして用いることのできるエッセンスは、ここにあげられているもの以外にも多くあります。

フラワーエッセンス療法は本当に奥深いもので、私にとっては出会いから30年経った今でも、そのすべてを見通すことのできない大きな森です。その森は足下にも頭の上にも広がり、そしてあたりを見回しながら歩いていけば、際限なく豊かな花や実りを見つけることができます。

森の中には、先人たちが歩いて固めてくれた大きな道もありますが、他の人が歩かない場所に足を踏み入れてみると、予想外に広大な景色が開けることもあります。私にとってはエネルギーメディスンとしてのフラワーエッセンス療法が、この新しい景色です。

この本が、できるだけ多くの方にとって、限りなく豊かで美しいフラワーエッセンスという森の中に、足を踏み入れるきっかけになるように願っています。

出版にあたりたいへんお世話になった、BABジャパンの東口俊郎社長、『フラワーエッセンス事典』に続き、企画編集を担当してくださった福元美月様、デザインを担当してくださった大口裕子様、そして雑誌連載時にお世話になった『セラピスト』編集部の皆様にも感謝いたします。

令和5年2月

王　由衣

王 由衣（おう ゆい）

スクール・オブ・ヒーリング・アーツ・アンド・サイエンス（SHAS）校長。ヒーラー。教育家、聖職者。大学時代に渡米後、バーバラ・ブレナン・スクール・オブ・ヒーリングで学び、ヒーラーとして活動を続けながら同校で教師を務める。退職後、ヒーリング教育センター（現 SHAS）を設立。民族植物学やシャーマニズムにも造詣が深く、多様な分野をカバーする講義と実習指導には定評がある。ヒーリングと教育活動の傍ら、翻訳や執筆活動も行う。翻訳書『癒しの光上・下』（バーバラ・アン・ブレナン著。河出書房新社）他。著書に『フラワーエッセンス事典』（小社刊）

SCHOOL OF HEALING ARTS AND SCIENCES
https://lifeschool.org/

ブログ「ヒーリングとアルケミー」
https://healer.blog/

X「Healing_Alchemy」
https://twitter.com/Healing_Alchemy

フラワーエッセンス療法　エネルギーメディスン
チャクラと心身を活性化する

2024年3月3日　初版第1刷発行

著　者　王 由衣
発行者　東口 敏郎
発行所　株式会社ＢＡＢジャパン
〒151-0073 東京都渋谷区笹塚1-30-11 4F･5F
TEL: 03-3469-0135　FAX: 03-3469-0162
URL: http://www.bab.co.jp/　E-mail: shop@bab.co.jp
郵便振替00140-7-116767
印刷･製本　中央精版印刷株式会社

ISBN 978-4-8142-0604-9

デザイン 大口裕子